ヒト臨床研究のための

統計解析ハンドブック

目で見てわかる統計手法の選び方

山田和正／杉本典夫／室谷健太　著

化学工業日報社

［本書の色分けについて］

①表
オレンジ色系：重要な説明
青色系：一般的な説明

②本文
オレンジ色：最も重要な文言、気をつけなければいけない箇所
紫色：基軸となる重要な文言［解説など］
青色：重要な語句
緑色：特殊な語句［某統計ソフトウェア独自に用いられている特殊表現］

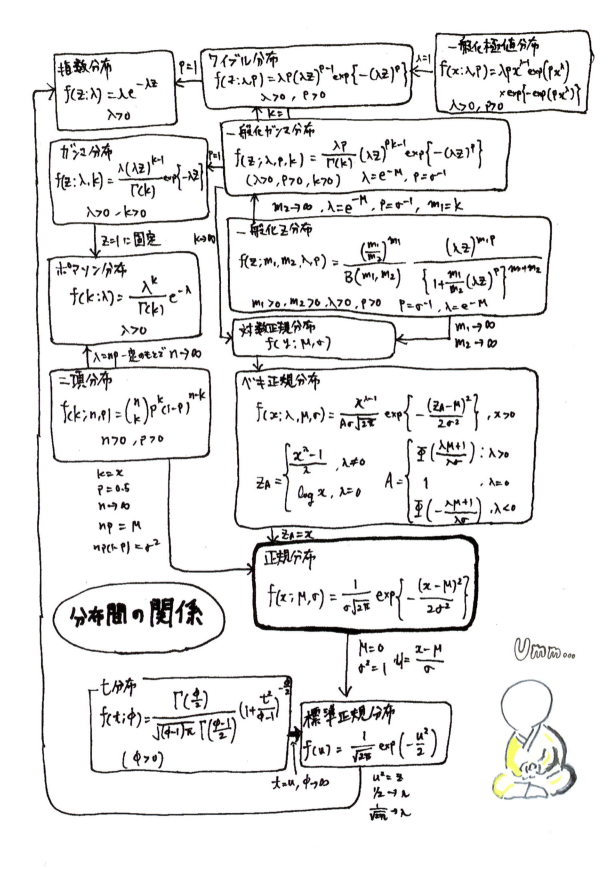

はじめに －本書の使い方－

「共分散分析が良くわからない」、「この場合はANOVAの手法で良いのかな？」、「研究を始めたいけれど、統計解析はなんだか難しそう」、「解明したいテーマがある。それで、統計の本を買ってみたけれど、数式ばかりでちんぷんかんぷん。頭が痛くなった」、「統計の本を買ってみたら、見慣れない専門用語があまりにもたくさん出てきて、さっぱりとわからなかった」、「高額な統計ソフトウェアは買ってみたけれど、統計手法のどれを使ったら良いのか、さっぱりわからない」、「研究デザインを立てたいけれど、どんな解析が最適なのか、見当がつかない」、「こんな解析結果が出たけれども、これで本当に良いのか不安」、「ロジスティック回帰分析で、変数選択をしてみたけれど、この方法で良いのか心配」、「これがたぶん重要な因子だなと思って解析してみたけれど、マルチコが生じてしまった。マイナスの偏回帰係数になってしまったので、仕方なくその因子を泣く泣く削除したのだけれど、あれで良かったのかな。なんだか釈然としない」、「統計家がいないと、そもそも本格的な研究ってやっぱりできないの？」……。

世間に統計解析ソフトウェアが出回り、誰でも手軽に統計解析ができる時代になりました。医療現場にはたくさんの課題があります。初学者もベテラン研究者も一緒になって、なんとかして解決したいと日夜励んでいます。でも、それを検証して公表するには統計解析が必要。では、統計解析というものを、どうやって理解をしたら良いのでしょうか？

本書は仮説・検証による臨床研究を進めようとする研究者が統計解析手法を選択する際に、適切な手法を的確に選択できるようにと、まとめられたハンドブックです。統計解析に馴染みのある研究者にも、初学者にもわかるものを提供したいと、各ページの下段にある「解説」欄は、初学者に向けたガイダンスを心がけました。

本書の使い方は、三通りあります。そのうちの一つをまず紹介致します。基礎編にある『尺度分類のヒント』と『出現率に見る「原因」と「結果」の考え方』から、測定データがもっとも適した要約値となるように『説明変数』と『目的変数』の尺度分類を選択し、その研究が前向き研究なのか、後向き研究なのか、それとも横断的研究なのかが判明すれば、おのずと選択すべき適切な統計解析手法に辿り着くことができます。この文章を見てもさっぱりとわからない方、そう、あなたは初学者です。でも大丈夫。基礎編の内容をじっくりと見て理解できれば、本書で取り上げた各統計解析手法は「一覧表」にすべてまとめてあるので、この「一覧表」から適切な統計手法を選択することができるのです。

そしてもう一つ。本書の特徴として、原因と結果を意識した「分割表」等のテーブルの形式を重視しています。「表」は研究デザインというエッセンスも表しています。重要な「表」はオレンジ色で掲載されています。つまり、掲載されているオレンジ色の「表」を見て、自分がデザインしようとしている臨床研究に適した「表」さえ見つければ、あなたが選択すべき手法が自然とわかるのです。「あっ、こんな感じの研究を展開したい」と、パラパラと本をめくって、あなたが求める「表」を見つければ良いのです。

さらにもう一つの使い方。本書の巻末には索引があります。大文字のページ番号にはその用語の解説が掲載されています。つまり、難解な統計用語に出くわしたら、この索引から逆引きして内容を理解することができるのです。まさにハンドブックですね。

このように、「目で見てわかる統計手法の選び方」を本書は皆さまへご提供したいとまとめられました。

本書は臨床研究分野でよく用いられる統計手法に的を絞ってまとめておりますので、例えば保険分野で用いられるカトラー・エデラーの生命表解析などの手法は掲載しておりません。が、かなり広範な統計手法について、取り上げてあります。数式を省き、なるべく図表を多用して、直感的に理解できるようにと、心がけてみました。

　ぜひ手に取ってご活用ください。必ず統計解析の役に立つと思います。そして、あなたの臨床研究の一助になればと、著者一同、願っております。

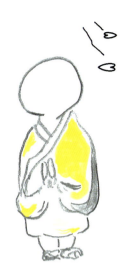

著者と初学者を代表して　山田和正

解説

この「解説」マークは、初学者向けに書かれたものです。

オレンジ色の「表」を見比べると、研究デザインの違いがわかり、統計解析の手法も異なることがわかります。あなたが今、やりたい研究はどの分割表になりますか？

・2×2分割表より

群／効果	無効	有効	計
プラセボ群	51	3	54
実薬群	39	14	53
計	90	17	107

有効成分の有り無しで結果は有効か無効か
（Fisherの正確検定）

群／効果	無効	有効	計
群1	a_{11}	a_{12}	m_{1n}
群2	a_{21}	a_{22}	m_{2n}
⋮	⋮	⋮	⋮
群n	a_{n1}	a_{n2}	m_{nn}
計	n_{+1}	n_{+2}	N

何種類かの薬になった（カイ2乗検定）

群（用量）／効果	無効	有効	計
G1（ 0mg）	73	27	100
G2（10mg）	70	30	100
G3（20mg）	71	29	100
G4（30mg）	50	50	100
G5（40mg）	49	51	100
計	313	187	500

用量別に変わった
（Cochran-Armitage傾向検定）

群／効果	不変	やや改善	改善	著明改善	計
A薬	10	7	6	9	32
B薬	2	8	7	11	28
計	12	15	13	20	60

二つの薬で結果の評価がグレードに変わった
（Wilcoxonの順位和検定）

目次

はじめに ―本書の使い方―……4

序章●研究計画・統計解析の基本……9

序章-1　Clinical Question から Research Question へ……10
序章-2　統計解析の基本……11

基礎●統計解析の上で大事な基礎知識……15

基礎-1　尺度分類のヒント……16
基礎-2　出現率に見る「原因」と「結果」の考え方……17
基礎-3　分割表……19
基礎-4　対応のあるなし……20
基礎-5　リスクとハザード……20
基礎-6　近似検定……21
基礎-7　推定……22

一覧●前向き研究・後向き研究・横断的研究と各統計手法の一覧表

……23

解析●それぞれの解析手法の解説……31

A．出現頻度の検定……33
　A-1-1　分割表を用いた出現率の比較（Ⅰ）……36
　A-1-2　分割表を用いた出現率の比較（Ⅱ）……38
　A-2-1　同一被験者を用いた出現率の比較……42
　A-2-2　同一被験者を用いた多時期の出現率の比較……43
　A-3-1　層別に観測された出現率の比較（Ⅰ）……45
　A-3-2　層別に観測された出現率の比較（Ⅱ）……45
　A-4　同一被験者を用いた2時期の符号付き順位平均値の比較……48
　A-5　段階的な評価を用いた際の順位平均値の比較……49
　A-6　層別順位平均値の比較……50
　A-7　用量で群分けした際の出現率の比較……52

B．平均値の検定……55
　B-1　2群（2時期）の平均値比較……56
　B-2　2群の平均値比較……57

B－3　多群比較（Multi-group comparison）･････････････････････････58
　　B－4　多重比較（Multiple comparison）････････････････････････････59
　C．相関と回帰･･･67
　　C－1　相関分析･･69
　　C－2　回帰分析･･70
　　C－3－1　重回帰分析･･71
　　C－3－2　重回帰分析を用いた変数選択の手順････････････････････････73
　　C－3－3　相加効果・相乗効果・相殺効果････････････････････････････75
　　C－4－1　共分散分析（ANCOVA；Analysis of Covariance）･････････････76
　　C－4－2　共分散分析（ANCOVA；Analysis of Covariance）と層別解析･････79
　　C－5　用量反応解析･･80
　　C－6－1　ロジスティック回帰分析（Logistic regression analysis）･･･････83
　　C－6－2　ロジスティック回帰分析を用いた変数選択の手順････････････89
　　C－7　順序ロジスティック回帰分析･･････････････････････････････････91
　D．判別･･95
　　D－1　判別分析･･96
　　D－2　判別分析を用いた変数選択の手順･･････････････････････････････99
　　D－3　診断率に関する評価指標･･････････････････････････････････････101
　　D－4　診断項目候補を用いた診断率に関する評価（Ⅰ）････････････････101
　　D－5　診断項目候補を用いた診断率に関する評価（Ⅱ）････････････････102
　　D－6　重判別分析･･105
　E．生存時間解析･･111
　　E－1　Kaplan-Meier法･･112
　　E－2　Log-Rank検定･･･113
　　E－3　Coxの比例ハザードモデル･････････････････････････････････････116
　F．横断的研究時に用いる手法･･119
　　F－1　クラメールの連関係数　⇒　A．参照（P. 34）･･････････････････119
　　F－2　四分点相関係数（ファイ係数、Phi）　⇒　A．参照（P. 34）･･････119
　　F－3　Pearsonの相関係数　⇒　C．参照（P. 68）･･････････････････････119
　　F－4　Spearmanの順位相関係数　⇒　C－1参照（P. 69）････････････････119
　　F－5　エーベルの級内相関係数　⇒　C－1（P. 69）、F－5参照（P. 120）･･･119
　　F－6　一致係数κ（カッパ）　⇒　C－1参照（P. 69）･････････････119
　　F－7　ケンドールの一致係数W　⇒　C－1参照（P. 69）･････････････････119
　　F－8　重み付き一致係数κ_W　⇒　C－1参照（P. 69）･････････････119
　　F－9　相関比　⇒　F－9参照（P. 122）･･････････････････････････････119
　　F－10　順位相関比　⇒　F－10参照（P. 122）････････････････････････119

要点●研究デザインのヒント ……………………………………… 123
- 要点−1　2×2分割表をもとにした統計解析の考え方 ……………………… 124
- 要点−2　臨床研究のステージとスタイル …………………………………… 127
- 要点−3　論文形式を意識したデータ解析の大きな流れ …………………… 130
- 要点−4　検定結果と推定結果の関係 ………………………………………… 132

付録●リッカート尺度とアンケートの作り方 ……………………… 133
- 付録−1　リッカート尺度（Likert Scale）の作り方 ………………………… 134
- 付録−2　アンケート（Questionnaire）の作り方 …………………………… 134

参考文献………136
おわりに………137
索引………138

解説

目次を見ながら、もう一度、本書の三つの使い方を繰り返してみます。

1) 今からあなたは研究デザインを作成しようとしています。基礎−1と、基礎−2の内容をしっかりとおさえて、自分が原因と考える因子の尺度分類と、結果となる因子の尺度分類を決めます。そして、基礎−2の概念をしっかりとおさえて、この研究が前向き研究なのか、後向き研究なのか、それとも横断的研究なのかをちゃんと認識すると、P.23の一覧にある一覧表を使って、最適な統計解析手法が決定できます。

2) 本書をパラパラとめくってみて、オレンジ色の「表」を見比べて、あなたがやりたい研究デザインに近い「表」を見つけます。すると、統計解析の手法も決まるので、しっかりとそれぞれの解析手法の解説を見つめて、例題を確認し、理解してみましょう。

3) あなたの知らない統計用語に出くわしても大丈夫。巻末にある「索引」から、逆引きして解説箇所をしっかりと確認してみましょう。

本書は極力、数式を省きましたから、数式アレルギーのあなたでも大丈夫。安心してパラパラとページをめくってください。図やグラフから、なんとなく理解ができるようになると思います。

序章

研究計画・統計解析の基本

序章-1　Clinical QuestionからResearch Questionへ
序章-2　統計解析の基本

解説

さあ、臨床研究の始まりです。その前に、研究が始まるきっかけについて、今一度、見直してみましょう。

ステップアップ

この「ステップアップ」マークは、初学者には少し難しいかなと思われる、統計用語に慣れた研究者向けに書かれたものです。

言葉に慣れてくるとそのうちに理解ができるようになってきます。「難しい」と思ったら、最初は読み飛ばしても結構ですが、繰り返し本書を利用する上で、この「ステップアップ」を読み返すことにより、理解が深まっていくと思われます。

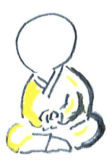

序章－1　Clinical QuestionからResearch Questionへ

Clinical Question

 臨床現場の医療関係者にしか思いつかない極めて重要な疑問

Research Question

「解明したい疑問」を一定の形式、例えばP・I/E・C・Oに沿って、臨床研究によって解明し得る形に整理したもの

・PICO（介入研究）/ PECO（観察研究）

P	Patient	誰に対して（対象）、
I/E	Intervention	何をすると（介入）または
	Exposure	何によって（要因）、
C	Comparison	どのように比較すると、
O	Outcomes	どういう結果をもたらすか（効果）

Cを決定し、Oを評価するためには、統計解析の基本を押さえながら、研究計画を立てる必要があります。

解説

まずは現場で感じた素朴な疑問やアイデアから。それが研究の始まりです。その疑問やアイデアをPICOまたはPECOにあわせて具体的に表現してみましょう。

PICOは介入研究の場合、PECOは観察研究の場合に相当します。CとOについて、統計解析のそれぞれの手法が役に立ちます。

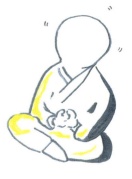

序章-2 統計解析の基本

まず仮説を立てなければ、検定はできないと理解しましょう。

手順1. 評価項目（何を観測）と評価指標（要約値の種類（ex. 平均値））を決める。

手順2. 検定方法を決定する。
どんな研究スタイルで解析するか、本書の基礎を確認し、各統計手法の解説を利用しましょう。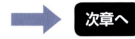

手順3. 帰無仮説（差がない）と対立仮説（差が幾つ（ex.10）ある）を立て、研究計画を立てる。

手順4. 先行データを参考にして、検出差、および有意水準（αエラー）、検出力（1－βエラー）を決定し、実現可能な必要例数を設定する。

解説

まずはしっかりと仮説を立てることが大事です。検証の基本と心得てください。

αエラー；「母集団で差がない」のに検定の結果、「差は有意」としてしまう確率。
例えば、正常な人がある検査を受けて陽性になる確率、つまり偽陽性率に相当します。

βエラー；「母集団で差がある」のに検定の結果、「差は有意でない」としてしまう確率。
例えば、病気のある人が検査を受けて陰性になる確率、つまり偽陰性率に相当します。

検出力；「母集団で差がある」ときに検定の結果、正しく「差は有意」とする確率。
検出力は（1－βエラー）に等しくなります。これは例えば、病気のある人が、ある検査を受けて陽性になる確率、つまり感度（Sensitivity）に相当します。

有意水準は5％、検出力は80％という場合が、医学分野ではよく使われます。

ステップアップ

「対立仮説は帰無仮説の反対」と理解している方がいますが、それは間違いです。上述のように、対立仮説は帰無仮説の反対ではありません。

帰無仮説の反対は「差がある」という抽象的な内容にはなりますが、対立仮説は例えば「差が10ある」というように、具体的な内容であるところが少し異なります。

手順5. 研究計画を最終確認する（FINER）。
- Feasible　予算、時間、症例数は実現可能か？
- Interesting　関心（学術的価値）は高いか？
- Nobel　過去の文献にはなく、新規性があるか？
- Ethical　同意説明、倫理委員会の承認、SAE[※]対応は配慮されているか？
- Relevant　患者、臨床家、世の中に役立つ社会的な意味があるか？

[※]SAE（Serious Adverse Event）；重篤な有害事象。

手順6. 標本集団（データ）をとる。

手順7. データと帰無仮説や対立仮説が矛盾しないかを確認[※※]。
母集団が帰無仮説や対立仮説のような状態にあると仮定したとき、手順6のようなデータより大きな差が出現する有意確率（p値）を計算。あらかじめ決めておいた有意水準とp値を比較する。

手順8. 評価を行う。
- 矛盾あり→帰無仮説または対立仮説を否定
- 矛盾なし→帰無仮説および対立仮説の真偽は不明

[※※]対立仮説（例えば平均値の差が10）が、医学的に意味があるかどうかを判断することが重要。

> **解説**
>
> FINERがちゃんと考慮されていれば、立派な臨床研究計画が立てられます。本来は、研究が実施される前に、統計解析計画も既に立っているのです。

ステップアップ

標本集団は母集団（観察対象となる可能性のある人たち全体の集団）から無作為抽出（Random sampling）を本来はすべきですが、無作為抽出をせずに「手近な標本集団」（Handy sample）を取ることもあります。その際は標本集団の特徴を調べ、その特徴に基づいて統計解析結果を当てはめ、母集団を逆に規定します。このときの限定的な母集団を「準母集団」と呼びます。

有意確率を「p」と表し、左図のIに示すように「実際の要約値m」<「αの棄却域の下限m_U」の際は、「有意水準αで有意ではない」と表現します。このとき、対立仮説はIIにおいて「実際の要約値m」<「βの棄却域の上限m_U」となり、対立仮説は棄却しますが、帰無仮説は棄却せずのため、結果は保留となります。面積で表されるp値が「p<α」の際には帰無仮説を棄却し、「有意水準αで有意」と表現し、「差がある」と結論します。

※確率＝面積。
αもβもpも面積で考えます。
棄却域＝αまたはβ。

ステップアップ

・手順7．データと帰無仮説や対立仮説が矛盾しないかを確認。
・手順8．評価を行う。

もっと詳細に説明すると……

・手順7．標本集団のデータから要約値を求める。
・手順8．帰無仮説が正しいときに、要約値が取る可能性のあるすべての値を理論的に推測し、その推測値の分布を描く。
・手順9．それと同様にして対立仮説が正しいときに、要約値が取る可能性のあるすべての値を推測し、その推測値の分布を描く。
・手順10．推測値の分布に棄却域を設定する。

棄却域は推測値の分布の下側（左端）または上側（右端）の非常に狭い領域のことで、この部分の推測値は極端に小さいまたは大きいため、実際の要約値がそのような極端な値になる確率は非常に小さい（P.12の「ステップアップ」参照）。そこで実際の要約値がその領域の値だったら、仮説が間違っていると考えて仮説を棄却する。

帰無仮説が正しいときの推測値の分布では、分布の上側（右端）の面積（確率）がαになる狭い領域が帰無仮説の棄却域になり、対立仮説が正しいときの推測値の分布では、分布の下側（左端）の面積（確率）がβになる狭い領域が対立仮説の棄却域になる。

帰無仮説の棄却域の下限と対立仮説の棄却域の上限は同じ値になるため、実際の要約値は必ずどちらかの棄却域に入り、どちらかの仮説を棄却することになる。

・手順11．実際の要約値がどちらの棄却域に入っているか調べる。

帰無仮説が正しいときの推測値の分布では、棄却域の下限の値と実際の要約値を比較し、「棄却域の下限＜実際の要約値」のときに帰無仮説を棄却する。または実際の要約値以上になる面積（確率）を求め、それがαよりも小さいときは「棄却域の下限＜実際の要約値」になり、棄却域に入っているから帰無仮説を棄却する。

この確率のことを「有意確率」といい「p」で表す。そして「p＜α」のときに帰無仮説を棄却し、「有意水準αで有意」と表現する。このとき、対立仮説が正しいときの推測値の分布では「棄却域の上限＜実際の要約値」になり棄却域に入っていないから、対立仮説を棄却せずにとりあえず判定を保留する。

実際の要約値が帰無仮説の棄却域に入らないときは、対立仮説が正しいときの推測値の分布では「実際の要約値＜棄却域の上限」になり棄却域に入っているので対立仮説を棄却する。この状態のことを「有意水準αで有意ではない」と表現する。このとき、対立仮説は棄却するが、帰無仮説は棄却せずにとりあえず判定を保留する。

・手順12．評価を行う。

有意のとき、つまり実際の要約値が帰無仮説の棄却域に入っているとき、帰無仮説を棄却して「差がある」と結論する。これは「差が10ある」という対立仮説の採用ではないので注意が必要。

有意ではないとき、つまり実際の要約値が帰無仮説の棄却域に入っていないとき、対立仮説を棄却して「差は10未満」と結論する。

これは「差がない」つまり「差は0である」という帰無仮説の採用ではないので注意が必要。

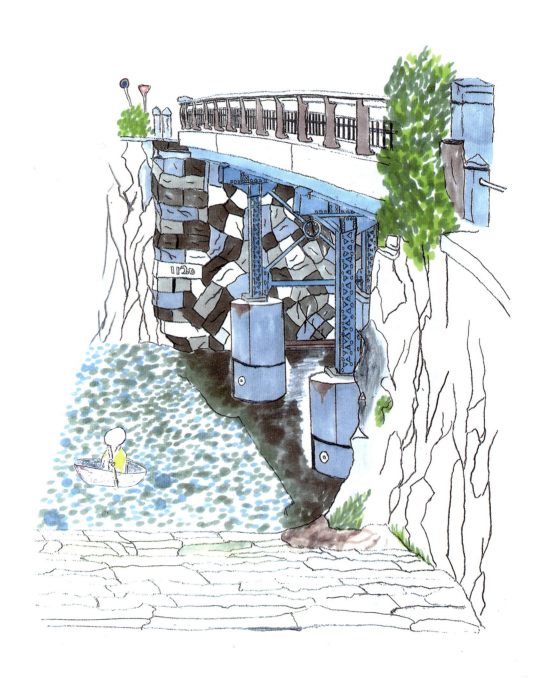

基礎

統計解析の上で大事な基礎知識

基礎-1　尺度分類のヒント
基礎-2　出現率に見る「原因」と「結果」の考え方
基礎-3　分割表
基礎-4　対応のあるなし
基礎-5　リスクとハザード
基礎-6　近似検定
基礎-7　推定

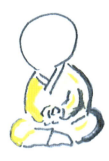

解説

なにごとも、基礎は重要です。この基礎知識を土台として、知識の体系が築かれるからです。じっくりとながめて、理解していきましょう。

基礎-1 尺度分類のヒント

観測できるデータがどのタイプのデータ型なのか、明確に意識しましょう。そして、観測項目の何(原因)と何(結果)の因果関係を明確にしたいのか、決まれば自ずと解析手法も絞り込むことができます。

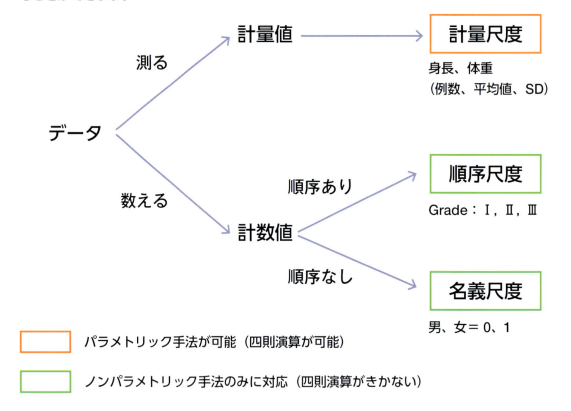

> **解説**
>
> 尺度分類は、もっとも大事な基礎となります。あなたが観測でき、これが原因ではないかと考えた因子を「説明変数」と呼びます。この変数は、四則演算のできる測られるデータ、つまり計量尺度でしょうか？それとも男や女、○や×といった名義尺度でしょうか？それとも、1番目、2番目といったグレードで表現できる順序尺度でしょうか？
>
> 次に、あなたがこだわっている結果項目、例えば疾患の発症率だったりとか、疾患の重篤度だったりとかを「目的変数」と呼びます。この変数も同じように、どういった尺度で表現されるのがもっとも適しているか、考えてみてください。
>
> 「説明変数」と「目的変数」のそれぞれの尺度分類が決まれば、次は、前向き研究なのか、後向き研究なのか、それとも横断的研究なのかを考えます。
>
> 基礎-1と基礎-2がわかれば、次章に進んで適切な統計解析の手法を選択することができるのです。

基礎-2　出現率に見る「原因」と「結果」の考え方

観測項目の原因項目と結果項目の因果関係について、下記を参考にしてこの研究が前向きなのか、後向きなのか、それとも横断的なのかを意識します。

○罹患率　　　　　　（コホート研究）

　　　　　　原因：リスクファクター　　　　　　　　　結果：疾患の有無
　　　　　　　　　　（危険因子）　　　　　　　　　　　例．肺がんの発生
　　　　　　例．たばこの習慣　　　　　前向き研究

　　　　　※性や年齢は代表的な背景因子としてリスクファクターのように扱う。

○改善率　　　　　　（介入研究）

　　　　　　原因：介入の有無　　　　　　　　　　　　結果：改善の有無
　　　　　　例．投薬AとB　　　　　　　　　　　　　例．治癒
　　　　　　　　　　　　　　　　　前向き研究

○診断率　　　原因：疾患の有無　　　　　　　　　　　結果：バイオマーカー
　　　　　　　例．慢性肝炎　　　　　　後向き研究　　例．血中ASTやALTの値

前向き研究の場合、説明変数に原因項目を入れ、目的変数に結果項目を入れる。
後向き研究の場合、説明変数に結果項目を疑似的に入れ、目的変数に原因項目を入れる。

解説

「原因」があるから、「結果」となって現れる。必ず、「原因」が先、そして後から「結果」が現れますよね。

従って、「原因」⇒「結果」という方向性が見えてきます。

つまり「原因」⇒「結果」という自然な流れの研究を前向き研究、「結果」⇒「原因」の流れとなる研究を後向き研究、そしてどちらも「原因」にも「結果」にもなり得る研究を横断的研究と呼びます。

どちらの因子も「原因」にも「結果」にもなる、この横断的研究について、もう少し考えてみましょう。

例えば、「低栄養」と「鬱」。鬱になって食欲がなくなるから低栄養状態になる場合もあれば、低栄養状態が続いて、鬱になってしまう場合も考えられますよね。こういった場合は、因果関係ではなく、相関関係ですから横断的研究になります。

「後向き研究」がよくわからないとの声をよく聞きます。次のページで納得してみましょう。

■バイオマーカーは後向き

事例：
　AST（GOT）やALT（GPT）はアミノ酸代謝・エネルギー代謝系で働く酵素であり、肝細胞内に多く存在します。ASTは腎臓・心臓・骨格筋・赤血球にも存在します。

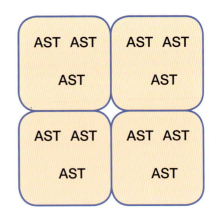

原因：疾患の発症
　何らかの障害により慢性肝炎が発症すると、肝細胞が破壊されてしまい、肝細胞内にあったASTやALTが血液中に漏れ出します。

結果：バイオマーカーの上昇
　血液中のASTやALT値が上昇します。

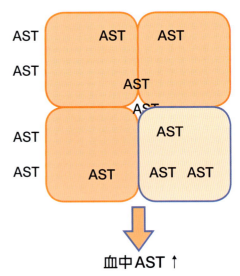

血中AST↑

解説

「後向き研究」がわからないという人が多いようです。そこで、例えば慢性肝炎の事例をもとに「後向き研究」の概念をあらわしてみました。

血中のバイオマーカーを測り、疾患の有無を確認している訳ですが、そもそもバイオマーカーがなぜ血中に大量に流出してくるのかを考えてみると、そもそもが肝細胞に大量にあったASTですが、肝細胞が炎症によって破壊されてしまい、これが「原因」となって、「結果」として血液にASTが大量に流れ出しているのです。

つまりバイオマーカーを用いた研究は、「結果」⇒「原因」の流れとなる研究となっていますので、「後向き研究」となるのです。

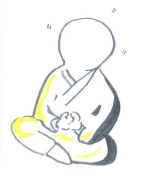

基礎-3 分割表

基本は　原因　　　　　　　結果

名義尺度　　**名義尺度**

出現率の検定では、「効果があるのかないのか」といった「Yes／No」の度数を2×2分割表に落とし込んで考えてみると、頭の整理ができます。

		結果（帰結；Outcome）		
		正常	異常	
原因（曝露；Exposure）	無	a	b	a＋b
	有	c	d	c＋d
		a＋c	b＋d	N＝a＋b＋c＋d

※ a、b、c、d はそれぞれの出現度数

本書の使い方…自分の研究デザインを分割表に落とし込んでみて、本書のどの分割表に沿った研究デザインなのかを確認し、適した検定を選択してください。

解説

この「2×2分割表」が研究デザインの基本となります。

例えば、原因となるリスクファクターがあったのかなかったのか、これを縦の列にして、左側に並べます。そして、「原因」の有無により、結果として正常だったのか、それとも異常だったのか、横の行として「結果」を上側に並べます。

この「2×2分割表」がすべての基本となります。この表がいろいろと変形していくと考えて、この本をパラパラとめくり、オレンジ色の図をながめていきましょう。あなたが思い描く研究デザインに近い「表」を見つければ、統計解析手法も決定できることになります。

疫学分野では、「原因」のことを「曝露」、「結果」のことを「帰結」と呼びます。このように、分野によって呼称が異なることも、統計の理解を難しくしている面があると思います。

基礎-4　対応のあるなし

対応のあるデータ　paired data
対応のないデータ　unpaired data

「対応のあるデータ」と「対応のないデータ」を見分けるポイント

> 同じ患者に対して、繰り返し測定を行ったデータかどうか？

例．投薬前後の血中GOTのデータ

上記のようなデータを、「対応のあるデータ（paired data）」と呼び、別の患者・健常者に対して測定したデータを比較対照する場合を、「対応のないデータ（unpaired data）」と呼びます。

基礎-5　リスクとハザード

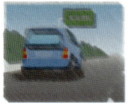
図A

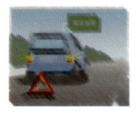
図B

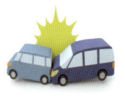
図C

ハザードとリスクとの違いは、ハザードが図Aと図Bのシチュエーションそれ自体が潜在的に持っている危険性（図Cのようなイベントが発生する危険性）を表すのに対して、リスクは、そのハザードにさらされている状態で一定期間観測したときに具体的にどれだけ事故が起きるか、割合で表したものを指します。

解説

対応のありなしは、同じヒトのデータを繰り返し測っているかで基本的に区別します。当然、同じヒトのデータですから、前と後のデータの間には相関関係が働きます。前のデータはAさん、後のデータはBさんというように、まったく別のヒトのデータのときには相関がありませんから、解析手法も異なる訳です。

なお、双子のデータなど、背景が一致している場合は「対応あり」として取り扱われることもあります。「対応のある」、「対応のない」は、統計で使う用語として認識しておきましょう。

「リスク」と「ハザード」という言葉を、使い分けができていますか？

次から次へと出現する「ハザード」に対して、これまでの「ハザード」から積みあがっていく「リスク」、そんなイメージができていますか？

「リスク」と「ハザード」の詳細については、生存時間解析のp.111をご参照ください。

基礎-6 近似検定

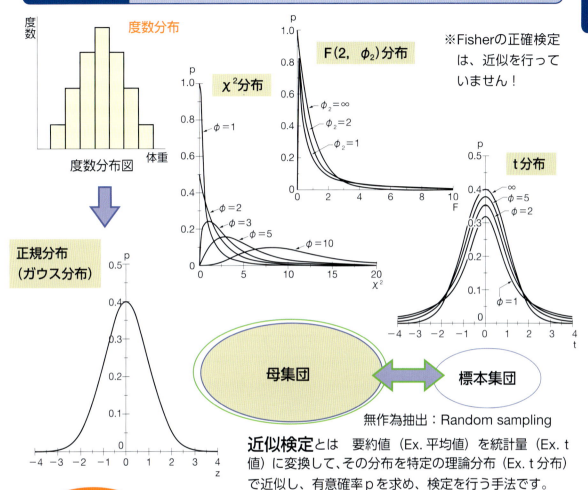

近似検定とは　要約値（Ex. 平均値）を統計量（Ex. t値）に変換して、その分布を特定の理論分布（Ex. t分布）で近似し、有意確率 p を求め、検定を行う手法です。

解説

標本集団という数の少ない症例数から、全体の母集団を把握するためには、近似検定を行います。

この場、このときだけの偶然の結果では、科学とは言えません。再現性のある普遍的な検証が必要ですよね。

カイ2乗分布もF分布もt分布も、例数によって大きく近似曲線が変動します。どの分布にも近似させた時点で、母集団を推定していることになります。

ただし、Fisherの正確検定は、近似を行っていません。Fisherの正確検定は、要約値である出現率の分布を確率論に基づいて直接計算し、有意確率 p を求めて検定を行う正確な手法です。

出現する確率をちゃんと積み上げて計算しているのです。だから正確検定。従って、近似をしているカイ2乗検定よりも、こちらのほうが正確と言えます。

基礎-7 推定

標本集団の要約値（Ex. 標本平均）から母集団の要約値（Ex. 母平均）、つまり母数を推定する。

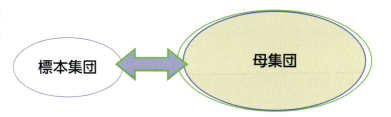

例数. 平均値±標準偏差　　**95%信頼区間**
　　　（Mean）（SD）　　　　　　　　　　（95%CI；Confidence Interval）

Standard Deviation；
標準偏差SD

$\sigma \fallingdotseq SD$　　$n \fallingdotseq \infty$

n例を無作為抽出して
標本平均を無限回求める

Standard Error；
標準誤差

$SE = \dfrac{SD}{\sqrt{n}}$　　$1-\alpha$

$\bar{m} = \mu$

$t(n-1, \alpha) \cdot SE$　　　$t(n-1, \alpha) \cdot SE$

μ_L　m　μ_U

信頼区間＝信頼限界（CL；Confidence Limits）
　　　下限；μ_L　　上限；μ_U

標本平均の分布と信頼区間

解説

少ない例数による要約値から、あくまでも全体の要約値、つまり母数を推定する訳です。

論文を出すには、「Negative data is not data.」と言われ、検定を行って有意でないと論文にならないとも言われています。

でも、例数を大量に増やしてしまえば、たとえ僅かな差でも有意になってしまいます。

従って、この例数の研究ではここまでの範囲に収まることが明らかになったという、「95%信頼区間」のほうが、役に立つことが現場では多いです。

以上の「基礎」をしっかりと理解した上で、実際の統計解析手法を見ていきましょう。

一覧

前向き研究・後向き研究・横断的研究と各統計手法の一覧表

※前向き研究なのか、後向き研究なのか、それとも横断的研究なのかによって選択すべき統計手法も変わります。
説明変数や目的変数として用いる観察項目について、それぞれの尺度分類がどれにあたるのか確認し、適切な統計手法を選択してください。

解説

繰り返しますが、あなたが原因であろうと推測した「説明変数」の尺度分類と、あなたが注目した結果項目、つまり「目的変数」の尺度分類が決まれば、その組み合わせを表した次ページ以後の一覧表より、統計解析の手法がおのずと決まってしまうのです。

前向き研究なのか、後向き研究なのか、それとも横断的研究なのかで、「一覧表」が分かれているので、気をつけてご利用ください。

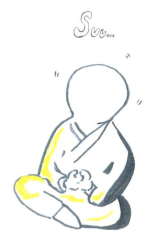

前向き研究		目的変数（誤差変動あり）			=従属変数
x ＼ y		計量尺度	順序尺度	名義尺度	
				2群	多群
説明変数（誤差変動なし）＝独立変数	計量尺度（連続変数）	・単回帰分析 ・重回帰分析 ・用量反応解析	・単回帰分析 ・重回帰分析 ・順序ロジスティック回帰分析	・Cochran-Armitage傾向分析 ・ロジスティック回帰分析 ・プロビット分析 ・ロジット分析 ・生存時間解析	・（多項）ロジスティック回帰分析
	順序尺度	・単回帰分析 ・重回帰分析 ・用量反応解析	・単回帰分析 ・重回帰分析 ・順序ロジスティック回帰分析	・Cochran-Armitage傾向分析 ・ロジスティック回帰分析 ・プロビット分析 ・ロジット分析 ・生存時間解析	・（多項）ロジスティック回帰分析

介入研究の場合、説明変数 x に原因（例．介入）を入れ、目的変数 y の結果（例．治癒；改善の有無）を求める。

コホート研究の場合、説明変数 x に原因（例．リスクファクター）を入れ、目的変数 y の結果（例．疾患の有無）を求める。

単回帰分析、重回帰分析をまとめて回帰分析と呼んでいます。

生存時間解析は、多時期の場合です。

> **解説**
> 介入研究やコホート研究は典型的な「前向き研究」です。この「一覧表」は、説明変数が計量尺度と順序尺度の場合です。説明変数が名義尺度の場合は、次ページ以降をご覧ください。

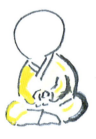

前向き研究			目的変数（誤差変動あり）　＝従属変数			
x \ y			計量尺度	順序尺度	名義尺度	
					2群	多群
説明変数（誤差変動なし）＝独立変数	名義尺度（カテゴリー変数）	2群 / 2時期	・対応のある t 検定 （1標本 t 検定）	・Wilcoxonの符号付き順位検定	・符号検定 ・McNemar検定	・カイ2乗検定
		2群	・対応のない t 検定 （2標本 t 検定） （Student's t-test or Welch's t-test） 等分散性の違い	・Wilcoxonの順位和検定 （Mann-WhitneyのU-testと同意） ・拡張マンテル検定	・Fisherの正確検定 ・カイ2乗検定※ （2×2）（ピアソン） ・Mantel-Haenszel の検定※	
		多群 / 多時期	・二元配置 分散分析 ＋多重比較	・フリードマンの検定 ＋多重比較	・コックランのQ検定 ・Mantel-Haenszel の検定 ＋Breslow-Dayの検定 ・生存時間解析	・カイ2乗検定
		多群	・一元配置 分散分析 ＋多重比較	・クラスカル・ウォリスのH検定 ＋多重比較	・カイ2乗検定 ＋多重比較	

2時期；前後比較は2時期に含まれます。

※いずれも修正あり。
　修正あり＝Yates' の連続補正があること

> **解説**
> 「前向き研究」の説明変数が名義尺度の場合は、2群と2時期かどうか、多群と多時期かどうかでも統計手法が異なってきます。

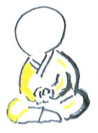

前向き研究	目的変数（誤差変動あり）			
x \ y	計量尺度	順序尺度	名義尺度 2群	名義尺度 多群
説明変数（誤差変動なし） 名義尺度 1群	・1標本t検定	・Wilcoxonの符号付き順位検定	・二項検定	・カイ2乗検定（ピアソン）

医学系の研究で、1群になり得るモデルは、現在、ほとんど見られなくなりました。

解説

念のため、1群の場合を掲載しましたが、最近の医学分野では1群の検定はあまりというか、ほとんど利用されていません。昔はよくありましたが……。

統計解析手法にも流行り廃りがあるのです。

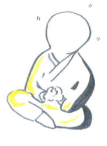

後向き研究		目的変数（誤差変動なし）　　　　＝従属変数			
	y	計量尺度	順序尺度	名義尺度	
x				2群	多群
説明変数（誤差変動あり）＝独立変数	計量尺度	・回帰分析 （x＝a＋by）	・回帰分析 （x＝a＋by）	・判別分析 （ROC曲線） （RCD曲線） ・2標本t検定	・重判別分析 ・一元配置分散分析
	順序尺度	・回帰分析 （x＝a＋by）	・回帰分析 （x＝a＋by）	・判別分析 （ROC曲線） （RCD曲線） ・Wilcoxonの順位和検定 （Mann-WhitneyのU-testと同意）	・クラスカル・ウォリスのH検定

医学分野では、説明変数 x にリスクファクター（性・年齢）のように結果（例．バイオマーカー）を擬似的に入れ、目的変数 y の原因（例．疾患の有無）を求める。

解説

これはバイオマーカーを用いた際などの、「後向き研究」の場合の「一覧表」です。この表は、説明変数が計量尺度と順序尺度の場合です。説明変数が名義尺度の場合は、次ページをご覧ください。

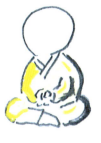

後向き研究			目的変数（誤差変動なし）				=従属変数
x \ y			計量尺度	順序尺度	名義尺度		
					1群	2群	多群
説明変数（誤差変動あり）=独立変数	名義尺度	2群			・二項検定	・Fisherの正確検定 ・カイ2乗検定 　（2×2）(ピアソン)	・カイ2乗検定
		多群			・カイ2乗検定	・カイ2乗検定	・カイ2乗検定

> **解説**
> 後向き研究では、ほとんどがカイ2乗検定になりますが、2×2分割表で表される○×の出現率の検定では、Fisherの正確検定を用いましょう。

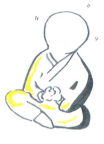

横断的研究		目的変数（誤差変動あり）　　　＝従属変数			
x ＼ y		計量尺度	順序尺度	名義尺度	
				2群	多群
説明変数（誤差変動あり）＝独立変数	計量尺度	・Pearsonの相関係数	・Spearmanの順位相関係数	・相関比	・相関比
	順序尺度	・Spearmanの順位相関係数	・Spearmanの順位相関係数	・順位相関比	・順位相関比

一覧

前向き研究・後向き研究・横断的研究と各統計手法の一覧表

解説

因果関係ではなく、相関関係の場合には横断的研究の統計手法を用いることになります。この「一覧表」は、説明変数が計量尺度と順序尺度の場合です。説明変数が名義尺度の場合には、次ページをご覧ください。

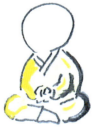

横断的研究			目的変数（誤差変動あり） ＝従属変数			
x \ y			計量尺度	順序尺度	名義尺度	
					2群	多群
説明変数（誤差変動あり）＝独立変数	名義尺度	2群	・相関比	・順位相関比	・四分点相関係数（φ；ファイ係数、Phi） ・オッズ比	・クラメールの連関係数 修正なし
		多群	・相関比 ・ICC	・順位相関比 ・ケンドールの一致係数 W ・重み付き一致係数 κ_W	・クラメールの連関係数 修正なし	・クラメールの連関係数 ・一致係数 κ（カッパ）

修正なし＝Yates' の連続補正がないこと

> **解説**
>
> 横断的研究の目的変数が名義尺度で2群の場合のみ、説明変数が2群か、それとも多群かで、統計手法が異なります。
>
> 以上のように、研究デザインを考えて、あなたが何を原因と考え、何を結果とするか決める際に、その観測データの尺度分類を決めることで、統計手法もおのずと決定することができるのです。
>
> 観測可能なデータが、どんな尺度で表すともっとも適しているのか、よく考えてみてください。

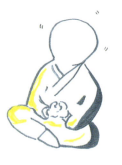

解析

それぞれの解析手法の解説

A. 出現頻度の検定

B. 平均値の検定

C. 相関と回帰

D. 判別

E. 生存時間解析

F. 横断的研究時に用いる手法

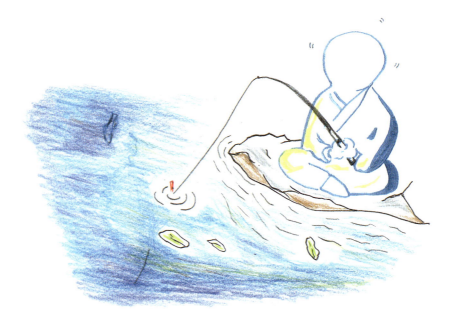

A. 出現頻度の検定

A-1-1　分割表を用いた出現率の比較（I）―対応のない2標本の分類データ―
　　　　⇒ Fisherの正確検定（Fisherの直接法）
　　　　⇒ χ^2（カイ2乗）検定（Pearsonのカイ2乗）

A-1-2　分割表を用いた出現率の比較（II）　―対応のない多標本の分類データ―
　　　　　　　　　　　　　　　　　　　　　―対応のない多標本の多分類データ―
　　　　⇒ χ^2（カイ2乗）検定（Pearsonのカイ2乗）

A-2-1　同一被験者を用いた出現率の比較　―対応のある2標本の分類データ―
　　　　⇒ McNemar検定
　　　　⇒ 二項検定（Binomial test）　⇒ 符号検定（Sign Test）

A-2-2　同一被験者を用いた多時期の出現率の比較　―対応のある2標本の多分類データ―
　　　　⇒ CochranのQ検定

A-3-1　層別に観測された出現率の比較（I）―対応のない2標本の分類データ×層別―
　　　　⇒ Mantel-Haenszel検定

A-3-2　層別に観測された出現率の比較（II）―対応のない2標本の分類データ×層別―
　　　　⇒ Breslow-Dayの検定

A-4　　同一被験者を用いた2時期の符号付き順位平均値の比較　―対応のある2標本の順序データ―
　　　　⇒ Wilcoxonの符号付き順位検定

A-5　　段階的な評価を用いた際の順位平均値の比較　―対応のない2標本の順序データ―
　　　　⇒ Wilcoxonの順位和検定
　　　　⇒ Mann-WhitneyのU検定

A-6　　層別順位平均値の比較　―対応のない2標本の順序データ×層別―
　　　　⇒ Mantel-extension検定（拡張マンテル検定）

A-7　　用量で群分けした際の出現率の比較　―対応のない多標本の分類データ―
　　　　⇒ Cochran-Armitage傾向検定

A　出現頻度の検定

・**横断的研究**に用いられる指標

クラメールの連関係数
　　θ　または　V

クラメールの連関係数（θ）は、1度数あたりの理論度数と観測度数の食い違い量に相当します。

		疾患 無	疾患 有	
危険因子	無	a	b	a＋b
危険因子	有	c	d	c＋d
		a＋c	b＋d	N＝a＋b＋c＋d

寄与率 $r^2 = \theta^2$

四分点相関係数
（ファイ係数、Phi）

$$\theta^2 = \frac{(ad-bc)^2}{(a+b)(c+d)(a+c)(b+d)} = \phi^2$$

$$\phi = \frac{(ad-bc)}{\sqrt{(a+b)(c+d)(a+c)(b+d)}} = \theta$$

2×2分割表の場合、自由度が1となり、θはスピアマンの順位相関係数と完全に一致し、この順位相関係数のことを特に**四分点相関係数（ファイ（ϕ）係数、Phi）**と呼びます。そして、クラメールの連関係数を平方した値は、2×2分割表の寄与率に相当します。

四分点相関係数（Four-fold point correlation coefficient）は、危険因子の有無と疾患の有無の関連性がまったくないときには0となり、完全に関連しているときには1または－1となります。

・コホート研究、介入研究などの**前向き研究**でも検定に用いられる要約値

リスク差　$RD = \left(\dfrac{d}{c+d} - \dfrac{b}{a+b}\right)$
(Risk Difference =Absolute Risk)

リスク比　$RR = \dfrac{d(a+b)}{b(c+d)}$
(Risk Ratio)

オッズ比　$OR = \dfrac{O_+}{O_-} = \dfrac{ad}{bc}$
(Odds Ratio) = (Exp (B))

対数オッズ比；$\log(OR) = \log\dfrac{ab}{bc}$
(logitの差) = (B)　Bはベータ（展開係数）

オッズ（Odds）とは、**見込み**のこと
（「無」に対する「有」の比＝効き目を表す指標）

危険因子有の疾患**オッズ**　$O_+ = \dfrac{d}{c}$

危険因子無の疾患**オッズ**　$O_- = \dfrac{b}{a}$

対数オッズ（$\log(O_+)$や$\log(O_-)$）を**Logit**（ロジット）という。
　オッズ比の対数をとると
　　底はe（自然対数）＝2.718……
　　$\log(OR) > 0$　より危険が高い
　　$\log(OR) < 0$　危険が低い

「出現率の差の検定」は、リスク差の検定となります。

10％未満と出現率が低いときには、
オッズ比とリスク比が近似するため、
近似的に　　オッズ比＞1　より危険が高い
　　　　　　オッズ比＜1　危険が低い

※出現率が高くなるときには当てはまらないので注意が必要です

解説

出現頻度の相関を分析する際の要約値を挙げてみました。

これらの要約値は2×2分割表をもとに定義されています。つまり、原因の有無により、結果の有無はどうなったのか？この2×2分割表が統計解析を勉強する上で、やはり基本的な考え方を表しています。罹患率であれば、発症したか、しなかったか？改善率であれば、治癒したのか、しなかったのか？診断率であれば、疾患があったのか、なかったのか？「2×2分割表」をもとにした考え方が統計解析の根幹になっています。

(Exp(B))やB（はベータ（展開係数））とありますが、これは某統計ソフトウェアではオッズ比や対数オッズ比という用語を用いておらず、(Exp(B))やBと表記しているために、解析しても結果の見方がまったくわからないという相談をたくさん受けたことがあり、某統計ソフトウェアをお使いの方のために追記しました。

従って、緑の文字があるときには、なにかあるのだな？　と思って眺めていただけると幸いです。

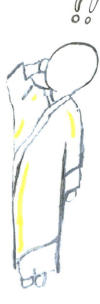

解説

リスク差は出現率の差の検定で用いられる要約値であり、次ページのFisherの正確検定や連続修正を施したカイ2乗検定は、出現率の差の検定ですので、リスク差の検定を行っていることになります。

これに対し、リスク比の検定は、対数リスク差、つまり対数出現率の差の検定となりますので、まったくの別物と考えてください。

オッズ比や対数オッズ比は、リスクを表すのにたいへんよく使われる要約値です。「Logit（ロジット）」は、「logistic unit」の略で、対数オッズのことです。従って、対数オッズ比は、ロジットの差となります。

ステップアップ

オッズ比は相関性（関連性）の指標であり、正確に表現すると次のようになります。

　　オッズ比＞1　危険因子の有無と疾患の有無の間に正の相関がある
　　オッズ比＜1　危険因子の有無と疾患の有無の間に負の相関がある

・「出現率の差の検定」

原因 **名義尺度**　結果 **名義尺度**

■A－1－1　分割表を用いた出現率の比較（Ⅰ）

・2×2分割表より　　　　　　　　　　　―対応のない2標本の分類データ―

群／効果	無効	有効	計
プラセボ群	51	3	54
実薬群	39	14	53
計	90	17	107

プラセボ：有効成分の入っていない偽薬

⇒ **Fisherの正確検定**（Fisherの直接法）
または ⇒ **χ^2（カイ2乗）検定**（Pearsonのカイ2乗）

〈概説〉カイ2乗検定は近似式を用いた検定であり、できればFisherの正確検定を用いたほうが良い。

連続補正・修正　　χ^2（カイ2乗）検定の場合、幾何分布と正規分布の近似をよくするために、「Yates'の連続補正」（（連続）修正）を用いる。

解説

2×2分割表の場合の検定です。繰り返しになりますが、Fisherは正確な検定、カイ2乗検定は近似検定となります。近似しているので、あくまでも推定しているにすぎません。

昔はコンピューターの演算能力が低く、計算が追い付かないので、カイ2乗検定が推奨されていましたが、今の世の中、演算能力が大幅に改善されていますので、Fisherの正確検定を利用しましょう。

Fisherの正確検定をFisherの直接法、カイ2乗検定をPearsonのカイ2乗と呼ぶ統計解析のソフトウェアがあります。このように、まったく同じものを違う呼称で呼ぶことが多々あるので、統計の世界は難解に感じてしまうことが多いのではないでしょうか？

A－5でも、まったく同一の検定なのですが、分野によってWilcoxonの順位和検定と呼んだり、Mann-WhitneyのU検定と呼んだり、呼称が違うなんて不合理ですよね。

こういった言葉の綾が、ますます統計を難解なものにしているようです。

わからない言葉があれば、「索引」を利用して、ぜひ引いてみてください。

	原因	結果
	名義尺度	名義尺度

例題 A-1-1　Fisherの正確検定　および　カイ2乗検定

正常人10例と慢性肝炎患者10例を選択し、ASTを測定しました。

〈表　正常群と慢性肝炎群のAST判定〉

No.	1	2	3	4	5	6	7	8	9	10
正常群	47	45	37	32	55	44	38	31	42	29
慢性肝炎群	56	60	49	47	65	46	35	55	41	46

ASTの値が40未満を正常、40以上を異常としたところ、次表のようになったとします。

正常人と慢性肝炎患者では、AST異常の出現率に差はあるのでしょうか？

計量尺度

名義尺度

〈表　正常群と慢性肝炎群のAST判定〉

No.	1	2	3	4	5	6	7	8	9	10
正常群	異常	異常	正常	正常	異常	異常	正常	正常	異常	正常
慢性肝炎群	異常	異常	異常	異常	異常	異常	正常	異常	異常	異常

例題解析結果　A-1-1

[解析結果]

```
=== 分類データの独立性検定 ===
群項目（縦）　：群
分類項目（横）：AST判定
　縦＼横　　　　正常（　％　）　　異常（　％　）　　合計（　％　）
　正常群　　　　　5（ 50.0）　　　5（ 50.0）　　　10（100.0）
　慢性肝炎群　　　1（ 10.0）　　　9（ 90.0）　　　10（100.0）
　合計　　　　　　6（ 30.0）　　　14（ 70.0）　　 20（100.0）
```

・ χ^2 検定（修正有、2×2）　 χ^2 ＝2.14286　自由度＝1　有意確率p＝0.143235
・Fisherの正確検定　有意確率p＝0.140867
　出現率の差の95%信頼区間＝0.4±0.461399（−0.0613995 − 0.861399）

> **解説**
>
> 「2×2分割表」の場合の検定です。もう一度繰り返します。Fisherは正確な検定、カイ2乗検定は近似検定となります。近似しているので、あくまでも推定しているにすぎません。
>
> 昔はコンピューターの演算能力が低く、計算が追い付かないので、カイ2乗検定を推奨されていましたが、今の世の中、演算能力が大幅に改善されていますので、Fisherの正確検定を利用しましょう。

■A-1-2 分割表を用いた出現率の比較（Ⅱ）

- m×2分割表より　　　　　　　　―対応のない多標本の分類データ―
- m×n分割表より　　　　　　　　―対応のない多標本の多分類データ―

群／効果	無効	有効	計
群1	a_{11}	a_{12}	n_1
群2	a_{21}	a_{22}	n_2
⋮	⋮	⋮	⋮
群m	a_{m1}	a_{m2}	n_m
計	m_{+1}	m_{+2}	N

群／効果	分類1	分類2	…	分類n	計
群1	a_{11}	a_{12}	…	a_{1n}	n_{1n}
群2	a_{21}	a_{22}	…	a_{2n}	n_{2n}
⋮	⋮	⋮	⋮	⋮	⋮
群m	a_{m1}	a_{n2}	⋮	a_{nn}	n_{mn}
計	m_{+1}	m_{+2}	⋮	m_{++}	N

※群＝例えば、薬A、B、C…　　　　※項目＝例えば、合併症

⇒ χ^2（カイ2乗）検定　（Pearsonのカイ2乗）

〈概説〉多群の出現率がすべて等しいかどうかを検定（「尤度比の検定」も同様。群と効果の分類は独立か関連があるかを検定）。
　　　多分類の場合には、複数の群の背景因子が均等かどうかを検定することになります。
　　　出現率をそれぞれの2群ごとに比較したい場合には、「多重比較」を参照ください。

解説

あなたが持っている統計解析のソフトウェアに、例題のデータを入れて、解析してみてください。

この本で出てくる解析結果とソフトウェアの解析結果では表記の仕方が異なりますが、解析により算出された数字を見れば、どれがどの項目に該当するのか理解できます。

お使いの統計解析ソフトウェアによって解析結果の表現がまったく異なる現状があり、現場に混乱が生じています。同じ解析なのに!!

例題の解析結果は特定のソフトウェアの癖に偏らないよう、なるべく標準的な表現を心がけております。

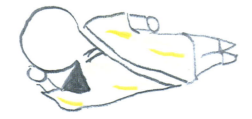

例題 A-1-2 (1) カイ2乗検定

(1) m×2分割表より

(B-4 例題) 多重比較 (Bonferroni型、Scheffé型)

高血圧患者15人を無作為に3群に分け、それぞれの群に薬剤A、B、Cを投与して収縮期血圧を測定しました。

〈表 3群の薬剤投与後の収縮期血圧〉

群内No.	A剤投与群	B剤投与群	C剤投与群
1	116	106	108
2	128	102	100
3	129	108	108
4	137	118	114
5	140	116	110

120mmHg未満を「正常」、120mmHg以上を「異常」と分類したところ、次表のようになりました

3群の収縮期血圧異常の出現率に差はあるのでしょうか？

〈表 3群の薬剤投与後の収縮期血圧の判定〉

群内No.	A剤投与群	B剤投与群	C剤投与群
1	正常	正常	正常
2	異常	正常	正常
3	異常	正常	正常
4	異常	正常	正常
5	異常	正常	正常

計量尺度

名義尺度

例題解析結果 A-1-2 (1)

[解析結果]

```
=== 分類データの独立性検定 ===
群項目(縦)　：群
分類項目(横)：収縮期血圧判定
収縮期血圧判定　　正常(　％　)　　異常(　％　)　　合計(　％　)
A剤投与群　　　　1( 20.0)　　　　4( 80.0)　　　　5(100.0)
B剤投与群　　　　5(100.0)　　　　0(  0.0)　　　　5(100.0)
C剤投与群　　　　5(100.0)　　　　0(  0.0)　　　　5(100.0)
合計　　　　　　11( 73.3)　　　　4( 26.7)　　　 15(100.0)
```

・Cramerの連関係数：$\theta^2 = 0.727273$　$\theta = 0.852803$
・χ^2検定(3×2)　$\chi^2 = 10.9091$　自由度＝2　有意確率p＝0.00427682**

(例題解析結果　B-4)　多重比較（Bonferroni型）

・群のBonferroni型多重比較（Bonferroni type multiple comparison）

群　　　―群	χ^2値	自由度	有意確率p値
A剤投与群－B剤投与群	8.18182	1	0.0126937*
A剤投与群－C剤投与群	8.18182	1	0.0126937*
B剤投与群－C剤投与群	0	1	1

・Bonferroni型95%同時信頼区間（simultaneous confidence interval）

群　　　―群	出現率の差	区間幅	下限	上限
A剤投与群－B剤投与群	－0.8	0.628248	－1.42825	－0.171752
A剤投与群－C剤投与群	－0.8	0.628248	－1.42825	－0.171752
B剤投与群－C剤投与群	0	0.2	－0.2	0.2

(例題解析結果　B-4)　多重比較（Scheffé型）

・出現率の差のScheffé型多重比較（Scheffé type multiple comparison）

群　　　―群	χ^2値	自由度	有意確率p値
A剤投与群－B剤投与群	8.18182	2	0.016724*
A剤投与群－C剤投与群	8.18182	2	0.016724*
B剤投与群－C剤投与群	0	2	1

・出現率の差のScheffé型95%同時信頼区間（simultaneous confidence interval）

群　　　―群	出現率の差	区間幅	下限	上限
A剤投与群－B剤投与群	－0.8	0.437866	－1.23787	－0.362134
A剤投与群－C剤投与群	－0.8	0.437866	－1.23787	－0.362134
B剤投与群－C剤投与群	0	0	0	0

解説

この例題では、基準値をもとに、もっとも適している尺度として測定データを計量尺度から名義尺度に変換しています。

多重比較については、「索引」を用いて、解説ページを参照してみてください。

すべてのペア比較はBonferroni型、一括したすべてのペア対比比較がScheffé型の多重比較となります。医学分野ではScheffé型の検定を行うことはあまりありません。

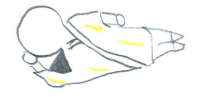

例題 A−1−2 (2) カイ2乗検定

(2) | m×n分割表より |

患者15人を無作為に3群に分け、それぞれの群に薬剤A、B、Cを投与することにしたとき、それぞれの群の合併症を調査したところ、次表のようになったとします。
3群の合併症の割合は均等なのかどうかを検証してみましょう。

〈表 3群の合併症〉

群内No.	A剤投与群	B剤投与群	C剤投与群
1	高血圧症	高血圧症	高血圧症
2	高血圧症	高血圧症	高血圧症
3	高血圧症	高血圧症	高血圧症
4	高血圧症	高血圧症	高血圧症
5	心臓病	高血圧症	高血圧症
6	心臓病	心臓病	心臓病
7	心臓病	心臓病	心臓病
8	糖尿病	心臓病	糖尿病
9	糖尿病	糖尿病	糖尿病
10	糖尿病	糖尿病	糖尿病

名義尺度

例題解析結果 A−1−2 (2)

```
=== 分類データの独立性検定 ===                              [解析結果]
群項目(縦)  :群
分類項目(横):疾患
疾患        高血圧症( % )    心臓病( % )    糖尿病( % )    合計( % )
A剤投与群      4( 40.0)      3( 30.0)      3( 30.0)     10(100.0)
B剤投与群      5( 50.0)      3( 30.0)      2( 20.0)     10(100.0)
C剤投与群      5( 50.0)      2( 20.0)      3( 30.0)     10(100.0)
合計         14( 46.7)      8( 26.7)      8( 26.7)     30(100.0)
```

・ χ^2 検定(3×3)　$\chi^2 = 0.642857$　自由度=4　有意確率p=0.958184

■A−2−1 同一被験者を用いた出現率の比較

・2×2分割表より　　　　　　　　　―対応のある2標本の分類データ―

投与前／投与後	正常値	異常値	計
正常値	9	2	11
異常値	8	1	9
計	17	3	20

※投与＝例えば、降圧剤
※異常＝例えば、血圧上昇

⇒ **McNemar検定**　符号検定を正規近似したもの

〈概説〉投与前後での症状の改善があるかないか、近似正規分布を用いた検定。

投与前後の効果	血圧低下	血圧上昇	計
例数	8	2	10

または　⇒ **二項検定**（Binomial test）　近似を用いない正確な検定
　　　　⇒ **符号検定**（Sign Test）

〈概説〉「有効な現象の出現率」を評価指標にし、二項検定において、その基準値を50％としたものが符号検定。（上の図表では血圧低下の例数）

例題　A−2−1　**二項検定**　　　　―対応のあるデータの場合―

慢性肝炎患者10例に薬剤Aを投与し、投与前後の血中ASTを測定し低下と上昇の二つに分類したところ、次表のようになったとします。薬剤Aの肝機能改善効果（AST値の減少）はあるのでしょうか？

〈表　慢性肝炎患者の薬剤投与前後のAST〉

No.	1	2	3	4	5	6	7	8	9	10
投与前	56	60	49	47	65	46	35	55	41	46
投与後	47	45	37	32	55	44	38	31	42	29
変化	低下	低下	低下	低下	低下	低下	上昇	低下	上昇	低下

名義尺度

例題解析結果　A−2−1

```
=== 分類データの独立性検定 ===                           [解析結果]
項目　1：ASTの変化
ASTの変化　　　例数（出現率　　　　95％信頼区間　　　％）
低下　　　　　　8（ 80.000　　　　44.390　　―　　97.479）
上昇　　　　　　2（ 20.000　　　　 2.521　　―　　55.610）
合計　　　　　 10（100.000）
```

・二項検定　有意確率 p＝0.109375
　理論確率：低下＝0.5　上昇＝0.5

解説

この例題と、A−4とB−1の例題とを比較してみてください。評価項目の最適な評価指標（尺度分類）を検討することの大切さがわかると思います。

■A−2−2　同一被験者を用いた多時期の出現率の比較

―対応のある2標本の多分類データ―

被験者	投与前	投与1週後	投与2週後
No.1	正常	正常	正常
No.2	異常	正常	正常
⋮	⋮	⋮	⋮
No.n	異常	正常	正常

※投与＝例えば、降圧剤
※異常＝例えば、収縮期血圧
　　　　120mmHg以上を異常
　　　　（先行文献等により）

・2×n分割表より

群／効果	投与前			投与1週後			投与2週後		
	正常	異常	計	正常	異常	計	正常	異常	計
正常群	30	0	30	30	0	30	29	1	30
異常群	0	40	40	30	10	40	40	0	40
計	30	40	70	60	10	70	69	1	70

⇒ CochranのQ検定

〈概説〉多時期の出現率がすべて等しいかどうかを検定。

解説

「対応のある」、つまり同じ被験者を繰り返し測定した際のデータですね。
2×2分割表の結果項目を表す目的変数が、時間経過をもとに複数に変形した表になっていることがわかると思います。

・2×2分割表

群／効果	投与前		
	正常	異常	計
正常群	30	0	30
異常群	0	40	40
計	30	40	70

説明変数は正常群と異常群の二つのまま。

時間経過で目的変数が横並びに展開されています。

群／効果	投与前			投与1週後			投与2週後		
	正常	異常	計	正常	異常	計	正常	異常	計
正常群	30	0	30	30	0	30	29	1	30
異常群	0	40	40	30	10	40	40	0	40
計	30	40	70	60	10	70	69	1	70

オレンジ色の表を見比べて、2×2分割表がどのように変化していっているか、研究デザインの観点でながめてみましょう。

例題 A-2-2　CochranのQ検定　―対応のあるデータ―
(B-4 例題)　多重比較（Dunnett型）

5例の高血圧患者に血圧降下剤を投与し、投与前、投与1週後、投与2週後に収縮期血圧を測定したところ次表のようになったとします。

〈表　薬剤投与前後の収縮期血圧〉

被験者No.	投与前	投与1週後	投与2週後
1	116	106	108
2	128	102	100
3	129	108	108
4	137	118	114
5	140	116	110

120mmHg未満を「正常」、120以上を「異常」と分類してみました。
投与前後において血圧の降圧効果はあるのでしょうか？

〈表　薬剤投与前後の収縮期血圧の判定〉

被験者No.	投与前	投与1週後	投与2週後
1	正常	正常	正常
2	異常	正常	正常
3	異常	正常	正常
4	異常	正常	正常
5	異常	正常	正常

計量尺度

名義尺度

例題解析結果　A-2-2

```
═══ 対応のある順序データの比較 ═══
項目1：収縮期血圧判定　投与前
項目2：収縮期血圧判定　投与1週後
項目3：収縮期血圧判定　投与2週後
```

収縮期血圧判定	正常（　%　）	異常（　%　）	合計（　%　）
項目1	1（ 20.0）	4（ 80.0）	5（100.0）
項目2	5（100.0）	0（ 0.0）	5（100.0）
項目3	5（100.0）	0（ 0.0）	5（100.0）
合計	11（ 73.3）	4（ 26.7）	15（100.0）

・CochranのQ検定　　$\chi^2 = 8$　自由度=2　有意確率p＝0.0183156*

（例題解析結果　B-4）　多重比較（Dunnett型）

・最初の項目とのDunnett型多重比較（Dunnett type multiple comparison）

項目：	出現率	－	項目：	出現率	d値	項目数	自由度	有意確率p値
1：	0.8	－	2：	0	2.44949	3	∞	0.026984*
1：	0.8	－	3：	0	2.44949	3	∞	0.026984*

・Dunnett型95%同時信頼区間（simultaneous confidence interval）

項目	－項目	出現率の差	区間幅	下限	上限
1	－ 2	0.8	0.722478	0.0775221	1.52248
1	－ 3	0.8	0.722478	0.0775221	1.52248

■A-3-1　層別に観測された出現率の比較（Ⅰ）
―対応のない2標本の分類データ×層別―

- 2×2分割表×層別

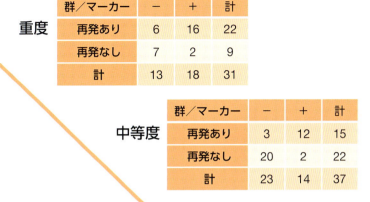

⇒ Mantel-Haenszel検定

〈概説〉重篤度や性別などの層別の影響を加味しても、再発とマーカーの間には、有意な関係性があるかないか？層別因子で調整して検定を行います。

■A-3-2　層別に観測された出現率の比較（Ⅱ）
―対応のない2標本の分類データ×層別―

- 2×2分割表×層別

共通オッズ比を求める場合、複数の層間のオッズ比は等しいとして、Mantel-Haenszel検定では計算している。

そこで、すべての層においてオッズ比が均質であるかどうかを確認するために、Breslow-Dayの検定を行うと良い。

⇒ Breslow-Dayの検定

> **解説**
>
> Breslow-Dayの検定は、Mantel-Haenszel検定とセットで検定することをお勧めします。Breslow-Day検定の検定結果が有意でなく、オッズ比が均質と解釈ができたら、Mantel-Haenszel検定を行いましょう。
> オッズ比が均質でない場合は、Mantel-Haenszel検定を行ってはいけません。

例題 A-3-1 Mantel-Haenszel検定
例題 A-3-2 Breslow-Dayの検定

薬効に性差がある標準薬と新薬の薬効の差を調査するために、男性と女性を層に分け、それぞれの層で無作為による割付を行い、新薬と標準薬をそれぞれ投与した。疾患の改善度を確認したところ、次表のようになったとします。

〈男性被験者〉

薬剤／改善度	改善	非改善	計
新薬	29	38	67
標準薬	23	41	64
計	52	79	131

〈女性被験者〉

薬剤／改善度	改善	非改善	計
新薬	23	27	50
標準薬	19	39	58
計	42	66	108

例題解析結果 A-3-1 および A-3-2

=== 順序データの層別群間比較 === [解析結果]

層別内容：性（1：男，2：女）＝ '1'
群 項目（縦）：薬剤（1：新薬，2：標準薬）
順序項目（横）：改善度（1：改善，2：非改善）

縦＼横	1（％）	2（％）	合計（％）
1	29（22.1）	38（29.0）	67（51.1）
2	23（17.6）	41（31.3）	64（48.9）
合計	52（39.7）	79（60.3）	131（100.0）

順位相関比：$\eta = 0.075053$　寄与率：$\eta^2 = 0.00563295$
調整リスク差（risk difference）：RD＝0.0734608
調整リスク差の95％信頼区間：下限＝－0.0935538
　　　　　　　　　　　　　　上限＝0.240475
調整リスク比（risk ratio）：RR＝1.12952　ln（RR）＝0.121795
調整リスク比の95％信頼区間：下限＝0.855926
　　　　　　　　　　　　　　上限＝1.49058
調整オッズ比（odds ratio）：OR＝1.36041　ln（OR）＝0.307788
調整オッズ比の95％信頼区間：下限＝0.697882
　　　　　　　　　　　　　　上限＝2.02294

・Mantel-Haenszelの検定
　Mantel-Haenszelの調整オッズ比（odds ratio）OR＝1.36041　ln（OR）＝0.307788
　　ORを用いた共通性の検定（修正有）：$\chi^2 = 0.459409$　自由度＝1　p＝0.4979
　　Bonferroni型多重検定：p＝0.995801

・ロジット分析
　調整オッズ比（odds ratio）OR＝1.36041　ln（OR）＝0.307788
　調整オッズ比の95％信頼区間：下限＝0.673508　上限＝2.74788
　調整オッズ比（関連性）の検定：$\chi^2 = 0.736266$　自由度＝1　p＝0.39086
　Bonferroni型多重検定：p＝0.781719

層別内容：性（1：男，2：女）＝ '2'
群 項目（縦）：薬剤（1：新薬，2：標準薬）
順序項目（横）：改善度（1：改善，2：非改善）

縦＼横	1（％）	2（％）	合計（％）
1	23（21.3）	27（25.0）	50（46.3）
2	19（17.6）	39（36.1）	58（53.7）
合計	42（38.9）	66（61.1）	108（100.0）

順位相関比：$\eta = 0.135436$　寄与率：$\eta^2 = 0.018343$
調整リスク差（risk difference）：RD＝0.132414
調整リスク差の95％信頼区間：下限＝－0.0510897
　　　　　　　　　　　　　　上限＝0.315917
調整リスク比（risk ratio）：RR＝1.24521　ln（RR）＝0.219305
調整リスク比の95％信頼区間：下限＝0.912079
　　　　　　　　　　　　　　上限＝1.70002
調整オッズ比（odds ratio）：OR＝1.74854　ln（OR）＝0.55878
調整オッズ比の95％信頼区間：下限＝0.824734
　　　　　　　　　　　　　　上限＝2.67234

・Mantel-Haenszelの検定
　Mantel-Haenszelの調整オッズ比（odds ratio）OR＝1.74854　ln（OR）＝0.55878
　　ORを用いた共通性の検定（修正有）：$\chi^2 = 1.44951$　自由度＝1　p＝0.228607
　　Bonferroni型多重検定：p＝0.457214

・ロジット分析
　調整オッズ比（odds ratio）OR＝1.74854　ln（OR）＝0.55878
　調整オッズ比の95％信頼区間：下限＝0.800731　上限＝3.81824
　調整オッズ比（関連性）の検定：$\chi^2 = 1.96637$　自由度＝1　p＝0.160834
　Bonferroni型多重検定：p＝0.457214

層別内容：全度数表合計
群項目（縦）：薬剤（1：新薬，2：標準薬）－合計
順序項目（横）：改善度（1：改善，2：非改善）－合計

縦＼横	1	(%)	2	(%)	合計	(%)
1	52	(21.8)	65	(27.2)	117	(49.0)
2	42	(17.6)	80	(33.5)	122	(51.0)
合計	94	(39.3)	145	(60.7)	239	(100.0)

順位相関比：$\eta = 0.102522$　寄与率：$\eta^2 = 0.0105107$
調整リスク差（risk difference）：RD＝0.100182
調整リスク差の95％信頼区間：下限＝－0.0231671
　　　　　　　　　　　　　　上限＝0.223531
調整リスク比（risk ratio）：RR＝1.18033　ln(RR)＝0.165792
調整リスク比の95％信頼区間：下限＝0.960102
　　　　　　　　　　　　　　上限＝1.45107
調整オッズ比（odds ratio）：OR＝1.52381　ln(OR)＝0.421213
調整オッズ比の95％信頼区間：下限＝0.923139
　　　　　　　　　　　　　　上限＝2.12448

・Mantel-Haenszel の検定
　Mantel-Haenszel の調整オッズ比（odds ratio）OR＝1.52381　ln(OR)＝0.421213
　　OR を用いた共通性の検定（修正有）：$\chi^2 = 2.10092$　自由度＝1　p＝0.147211

・ロジット分析
　　調整オッズ比（odds ratio）OR＝1.52381　ln(OR)＝0.421213
　　調整オッズ比の95％信頼区間：下限＝0.904151　上限＝2.56815
　　調整オッズ比（関連性）の検定：$\chi^2 = 2.50153$　自由度＝1　p＝0.113736

○全体

・Mantel-Haenszel 検定
　　Mantel-Haenszel の調整オッズ比（odds ratio）OR＝1.52182　ln(OR)＝0.419909
　　　OR を用いた共通性の検定（修正有）：$\chi^2 = 2.07946$　自由度＝1　p＝0.149293
　　交互作用（異質性）の検定：$\chi^2 = 0.21725$　自由度＝1　p＝0.641143
　　Breslow-Day の検定（異質性）：$\chi^2 = 0.219241$　自由度＝1　p＝0.639619
・ロジット分析
　　調整オッズ比（odds ratio）OR＝1.52217　ln(OR)＝0.420134
　　調整オッズ比の95％信頼区間：下限＝0.902678　上限＝2.56679
　　調整オッズ比（関連性）の検定：$\chi^2 = 2.48348$　自由度＝1　p＝0.115048
　　交互作用（異質性）の検定：$\chi^2 = 0.219155$　自由度＝1　p＝0.639684

順位相関比：$\eta = 0.102033$　寄与率：$\eta^2 = 0.0104107$
順位相関比の検定：$\chi^2 = 2.47774$　自由度＝1　p＝0.115468
調整リスク差（risk difference）：RD＝0.100028
調整リスク差の95％信頼区間：下限＝－0.0235627
　　　　　　　　　　　　　　上限＝0.223619
調整リスク比（risk ratio）：RR＝1.18026　ln(RR)＝0.165731
調整リスク比の95％信頼区間：下限＝0.959151
　　　　　　　　　　　　　　上限＝1.45233
調整オッズ比（odds ratio）：OR＝1.52182　ln(OR)＝0.419909
調整オッズ比の95％信頼区間：下限＝0.920065
　　　　　　　　　　　　　　上限＝2.12358

解説

Mantel-Haenszel検定では、共通オッズ比を求める場合、複数の層間のオッズ比は等しいという前提で計算しています。

つまり、すべての層においてオッズ比が均質であるかどうか、前提が成り立っているかどうかを確認しておく必要があるのです。

従って、Breslow-Dayの検定とMantel-Haenszel検定は二つでセットと覚えておくと良いと思います。そしてBreslow-Dayの検定の検定結果が有意ではなく、オッズ比が均質である場合にのみ、Mantel-Haenszel検定は有効となります。

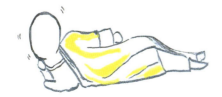

原因　**名義尺度**　　結果　**順序尺度**

■ A-4　同一被験者を用いた2時期の符号付き順位平均値の比較
—対応のある2標本の順序データ—

・薬剤投与前後の重症度グレードの変化

例　AST値を指標とした6段階の肝機能重症度グレードデータ

ID. No.	1	2	3	4	5	6	7	8	9	10
投与前	5	6	4	4	6	4	3	5	4	4
投与後	4	4	3	3	5	4	3	3	4	2
グレード変化量	−1	−2	−1	−1	−1	0	0	−2	0	−2

⇒ **Wilcoxonの符号付き順位検定**

原因　**名義尺度**　　結果　**順序尺度**

例題　A-4　Wilcoxonの符号付き順位検定

正常人10例と慢性肝炎患者10例を選択し、ASTを測定したところ重症度について次表のようになったとします。

慢性肝炎患者に薬剤Aを投与するとAST値の重症度が低下するのでしょうか？

〈表　慢性肝炎患者の薬剤投与前後のASTグレード〉

No.	1	2	3	4	5	6	7	8	9	10
投与前	5	6	4	4	6	4	3	5	4	4
投与後	4	4	3	3	5	4	3	3	4	2
変化量	−1	−2	−1	−1	−1	0	0	−2	0	−2

例題解析結果　A-4

═══ 順序データの群内比較 ═══　　[解析結果]

集計項目　：ASTグレード　投与後
−比較項目：ASTグレード　投与前

差の絶対値　　1（　％　）　2（　％　）　合計（　％　）
差：正の群　　0（ 0.0）　　0（ 0.0）　　0（100.0）
差：負の群　　4（ 57.1）　　3（ 42.9）　　7（100.0）
合計　　　　　4（ 57.1）　　3（ 42.9）　　7（100.0）

・Wilcoxonの符号付き順位検定（Wilcoxonの1標本検定）
　正規分布 $z = -2.42791$　　有意確率 $p = 0.0151862^*$

・符号付き順位和の95%信頼区間（confidence interval）
　$0 - 28 = -28 \pm 22.6034$（$-50.6034 \sim -5.39659$）
　符号付き順位平均 $= -4 \pm 3.22906$
　（$-7.22906 \sim -0.770942$）
　合計に対する割合（%）$= -57.1429 \pm 46.1294$
　（$-103.272 \sim -11.0135$）

原因　名義尺度　　結果　順序尺度

■A-5　段階的な評価を用いた際の順位平均値の比較
―対応のない2標本の順序データ―

・2×n分割表より

群／効果	不変	やや改善	改善	著明改善	計
A薬	10	7	6	9	32
B薬	2	8	7	11	28
計	12	15	13	20	60

⇒ Wilcoxonの順位和検定
⇒ Mann-WhitneyのU検定　（全くの同一検定）

〈概説〉段階的な評価を用いた結果から、効果に差があるかないかを検定。
　　　　心理・社会学分野ではMann-WhitneyのU検定の表記をよく使用。

例題　A-5　Wilcoxonの順位和検定（Mann-WhitneyのU検定）

正常人10例と慢性肝炎患者10例を選択し、ASTを測定したところ重症度について次表のようになったとします。
正常人と慢性肝炎患者でAST重症度に差があるのでしょうか？

〈表　正常群と慢性肝炎群のASTグレード〉

No.	1	2	3	4	5	6	7	8	9	10
正常群	4	4	3	3	5	4	3	3	4	2
慢性肝炎群	5	6	4	4	6	4	3	5	4	4

順序尺度

例題解析結果　A-5

━━━ 順序データの群内比較 ━━━　　　　　　　　　　　　　　　　　　［解析結果］

群項目（縦）　：群（0：正常　1：慢性肝炎）
順序項目（横）：ASTグレード

縦＼横	2（%）	3（%）	4（%）	5（%）	6（%）	合計（%）	順位平均
0	1（10.0）	4（40.0）	4（40.0）	1（10.0）	0（0.0）	10（100.0）	7.8
1	0（0.0）	1（10.0）	5（50.0）	2（20.0）	2（20.0）	10（100.0）	13.2
合計	1（5.0）	5（25.0）	9（45.0）	3（15.0）	2（10.0）	20（100.0）	10.5

・Wilcoxonの順位和検定（2標本検定、Mann-WhitneyのU検定）
　正規分布$z = -2.16228$　有意確率$p = 0.0305968$*
・順位平均の差の95%信頼区間（confidence interval）
　1：13.2 − 0：7.8 = 5.4 ± 4.89475（0.505251 − 10.2947）
・1のU値の95%信頼区間（confidence interval）
　U（%）= 77（77%）± 24.4737（52.5263（52.5263%）− 101.474（101.474%））

■A-6 層別順位平均値の比較

―対応のない2標本の順序データ×層別―

・2群×n（グレード）分割表×層別より

〈男性被験者〉

薬剤／改善度	著明改善	改善	やや改善	変化なし	やや悪化	悪化	著明悪化	計
新薬	16	13	14	11	2	0	0	56
標準薬	9	14	12	15	2	0	0	52
計	25	27	26	26	4	0	0	108

〈女性被験者〉

薬剤／改善度	著明改善	改善	やや改善	変化なし	やや悪化	悪化	著明悪化	計
新薬	9	14	11	12	0	0	0	46
標準薬	7	12	17	12	2	0	0	50
計	16	26	28	24	2	0	0	96

⇒ Mantel-extension検定（拡張マンテル検定）

〈概説〉性別などの層別の影響を加味して二つの薬剤の薬効のグレード評価を比較検証するときなどに用います。

原因：**名義尺度**　　結果：**順序尺度**

例題　A-6　Mantel-extension検定（拡張マンテル検定）

・2群×n（グレード）分割表×層別より

薬効に性差がある標準薬と新薬の薬効のグレード差を調査するために、男性と女性を層に分け、それぞれの層で無作為による割付を行い、新薬と標準薬をそれぞれ投与した。疾患の改善度をグレードにて確認したところ、次表のようになったとします。

〈男性被験者〉

薬剤／改善度	著明改善	改善	やや改善	変化なし	やや悪化	悪化	著明悪化	計
新薬	16	13	14	11	2	0	0	56
標準薬	9	14	12	15	2	0	0	52
計	25	27	26	26	4	0	0	108

〈女性被験者〉

薬剤／改善度	著明改善	改善	やや改善	変化なし	やや悪化	悪化	著明悪化	計
新薬	9	14	11	12	0	0	0	46
標準薬	7	12	17	12	2	0	0	50
計	16	26	28	24	2	0	0	96

例題解析結果　A-6

===== 順序データの層別群間比較 =====　　　　　　　　　　　　　［解析結果］

層別内容：性（1：男，2：女）＝'1'

群　項目（縦）：薬剤（1：新薬，2：標準薬）
順序項目（横）：改善度（1：＋＋＋，2：＋＋，3：＋，4：−，5：X，6：XX，7：XXX）

縦＼横	1 (%)	2 (%)	3 (%)	4 (%)	5 (%)	6 (%)	合計 (%)
1	16 (28.6)	13 (23.2)	14 (25.0)	11 (19.6)	2 (3.6)	0 (0.0)	56 (100.0)
2	9 (17.0)	14 (26.4)	12 (22.6)	15 (28.3)	2 (3.8)	1 (1.9)	53 (100.0)
合計	25 (22.9)	27 (24.8)	26 (23.9)	26 (23.9)	4 (3.7)	1 (0.9)	109 (100.0)

・拡張Mantel検定：$\chi^2=2.02946$　自由度＝1　$p=0.154276$　Bonferroni型多重検定：$p=0.308551$

層別内容：性（1：男，2：女）＝'2'

群　項目（縦）：薬剤（1：新薬，2：標準薬）
順序項目（横）：改善度（1：＋＋＋，2：＋＋，3：＋，4：−，5：X，6：XX，7：XXX）

縦＼横	1 (%)	2 (%)	3 (%)	4 (%)	5 (%)	6 (%)	合計 (%)
1	9 (19.6)	14 (30.4)	11 (23.9)	12 (26.1)	0 (0.0)	0 (0.0)	46 (100.0)
2	7 (13.7)	12 (23.5)	17 (33.3)	12 (23.5)	2 (3.9)	1 (2.0)	51 (100.0)
合計	16 (16.5)	26 (26.8)	28 (28.9)	24 (24.7)	2 (2.1)	1 (1.0)	97 (100.0)

・拡張Mantel検定：$\chi^2=1.30378$　自由度＝1　$p=0.253524$
　Bonferroni型多重検定：$p=0.507049$

層別内容：全度数表合計

群　項目（縦）：薬剤（1：新薬，2：標準薬）−合計
順序項目（横）：改善度（1：＋＋＋，2：＋＋，3：＋，4：−，5：X，6：XX，7：XXX）−合計

縦＼横	1 (%)	2 (%)	3 (%)	4 (%)	5 (%)	6 (%)	合計 (%)
1	25 (25.4)	27 (26.5)	25 (24.5)	23 (22.5)	2 (2.0)	0 (0.0)	102 (100.0)
2	16 (15.4)	26 (25.0)	29 (27.9)	27 (26.0)	4 (3.8)	2 (1.9)	104 (100.0)
合計	41 (19.9)	53 (25.7)	54 (26.2)	50 (24.3)	6 (2.9)	2 (1.0)	206 (100.0)

・拡張Mantel検定：$\chi^2=3.3923$　自由度＝1　$p=0.0655015$

○全体

・拡張Mantel検定：$\chi^2=3.30328$　自由度＝1　$p=0.0691418$
　交互作用（異質性）の検定：$\chi^2=0.00379431$　自由度＝1　$p=0.950883$

原因：**計量尺度**　　結果：**名義尺度**

■A-7　用量で群分けした際の出現率の比較
―対応のない多標本の分類データ―

・m（用量群）×2分割表より

群（用量）／効果	無効	有効	計
G1（ 0mg）	73	27	100
G2（10mg）	70	30	100
G3（20mg）	71	29	100
G4（30mg）	50	50	100
G5（40mg）	49	51	100
計	313	187	500

⇒ Cochran-Armitage傾向検定

〈概説〉用量反応関係があるかどうかを検証するときに用います。

原因：**計量尺度**　　結果：**名義尺度**

例題　A-7　Cochran-Armitage傾向検定

新薬の用量反応性を調査するために、10mg、20mg、30mg、40mg、50mgの各用量群に無作為抽出により群分けしてそれぞれ投与しました。疾患の改善度を確認したところ、次表のようになったとします。

薬剤／効果	無効	有効	計
10mg	28	2	30
20mg	31	4	35
30mg	33	14	47
40mg	8	13	21
50mg	6	39	45
計	106	72	178

例題解析結果　A-7

=== 出現率の傾向分析 ===　　　[解析結果]

説明変数項目（縦）：変数
目的変数項目（横）：反応

縦＼横	無（　%　）	有（　%　）	合計（　%　）
10	28（93.3）	2（6.7）	30（100.0）
20	31（88.6）	4（11.4）	35（100.0）
30	33（70.2）	14（29.8）	47（100.0）
40	8（38.1）	13（61.9）	21（100.0）
50	6（13.3）	39（86.7）	45（100.0）
合計	106（59.6）	72（40.4）	178（100.0）

・横のコード：有の出現率直線　$p = -0.262422 + 0.0215839x$
　回帰係数の95%信頼区間 = 0.0215839 ± 0.00510859 （0.0164753 - 0.0266924）
　寄与率 $r^2 = 0.944694$　$r = 0.971954$

Cochran-Armitageの傾向検定

要因	平方和	自由度	χ^2値	有意確率p値
直線性	68.5727	1	68.5727	2.22045e-15 ***
異質性（ズレ）	4.01448	3	4.01448	0.259904
全体	72.5872	4	72.5872	6.99441e-15 ***

・横のコード：有の出現率曲線　$p = 1/\{1 + \exp(4.37753 - 0.121875x)\}$
　回帰係数の95%信頼区間 = 0.121875 ± 0.033518 （0.0883568 - 0.155393）
　オッズ比 OR = 1.12961　95%信頼区間 = 1.09238 - 1.16812
　寄与率 $r^2 = 0.983461$　$r = 0.991696$

ロジット分析

要因	平方和	自由度	χ^2値	有意確率p値
回帰	50.7888	1	50.7888	1.02796e-12 ***
異質性（ズレ）	0.854121	3	0.854121	0.836483
全体	51.6429	40		

解説

薬剤の生体応答について用量反応関係があるかどうかを検証するときに用いるのがCochran-Armitage傾向検定です。

50%の個体が反応する用量を調べる場合には、C-5の用量反応解析を確認してみてください。

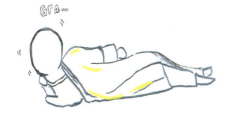

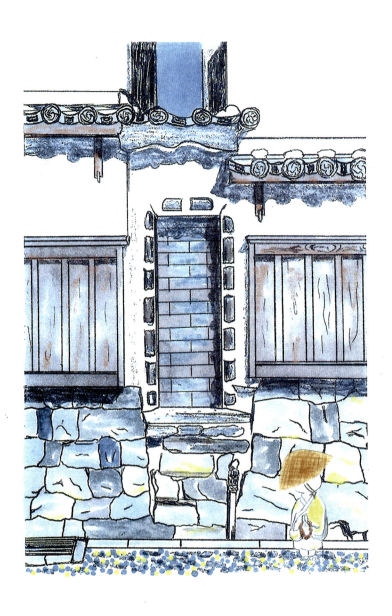

B. 平均値の検定

- **B-1** 2群（2時期）の平均値比較　―対応のある2標本のデータ―
    - ⇒ 1標本 t 検定（one sample t-test）

- **B-2** 2群の平均値比較　―対応のない2標本のデータ―
    - ⇒ 2標本 t 検定（t-test）
    - ⇒ Student's t-検定　　⇒ Welch's t-検定

- **B-3** 多群比較（Multi-group comparison）
    - ・パラメトリック手法
        分散分析 ANOVA（Analysis of Variance）
        - ⇒ 一元配置分散分析　（One-way Layout ANOVA）
        - ⇒ 二元配置分散分析　（Two-way Layout ANOVA）
    - ・ノンパラメトリック手法
        - ⇒ Kruskal-Wallis の H 検定
        - ⇒ Friedman の検定

- **B-4** 多重比較（Multiple comparison）
    - ・パラメトリック手法
        - ⇒ Bonferroni の検定（法）　　Tukey-Kramer 法
            Dunnett の検定（法）　　Sheffe' 法；Post-Hoc-Test
    - ・ノンパラメトリック手法
        - ⇒ Steel 法　　Steel-Dwass 法
            Bonferroni の検定（法）

解説

目的変数が、四則演算ができる計量尺度になると、例数と平均値と標準偏差を用いた解析の世界が広がります。

2群の場合と多群の場合とで、比較検証の手法が異なります。
このカテゴリーの統計手法は近年、よく利用されています。

目的変数が順序尺度を用いる場合には、ノンパラメトリックな検定の世界に広がっていきます。

B 平均値の検定

■ B-1　2群（2時期）の平均値比較 —対応のある2標本のデータ—

診察値	例数	平均値±SD
投与前	a	xx.x±xx.xx
投与後	a	xx.x±xx.xx

（同一被験者による繰り返し測定結果）

原因　名義尺度　　結果　計量尺度

例　慢性肝炎患者の薬剤投与前後におけるAST値の変化

ID. No.	1	2	3	4	5	6	7	8	9	10
投与前	56	60	49	47	65	46	35	55	41	46
投与後	47	45	37	32	55	44	38	31	42	29
変化量	−9	−15	−12	−15	−10	−2	+3	−24	+1	−17

⇒ 1標本t検定（one sample t-test）

例題　B-1　1標本t検定（one sample t-test）—対応のあるデータ—

慢性肝炎患者10例に薬剤Aを投与し、投与前後の血中ASTを測定したところ次表のようになったとします。

薬剤Aの肝機能改善効果（AST値の減少）はあるのでしょうか？

〈表　慢性肝炎患者の薬剤投与前後のAST〉

No.	1	2	3	4	5	6	7	8	9	10	
投与前	56	60	49	47	65	46	35	55	41	46	
投与後	47	45	37	32	55	44	38	31	42	29	
変化量	−9	−15	−12	−15	−10	−2	+3	−24	+1	−17	計量尺度

例題解析結果　B-1

[解析結果]

═══ 2時期の平均値の比 ═══

項目　1：AST投与前
項目　2：AST投与後

○対応のあるデータと対応のあるt検定（1標本t検定、one sample t-test）

投与後：例数＝10　　平均値＝40　　標準偏差＝8.15135　　標準誤差＝2.57768
投与前：例数＝10　　平均値＝50　　標準偏差＝9.03081　　標準誤差＝2.85579
変化量：例数＝10　　平均値＝−10　　標準偏差＝8.52447　　標準誤差＝2.69568

変化量平均値の95%信頼区間＝−10±6.09804（−16.098 〜 −3.90196）
$t = −3.70965$　自由度＝9　有意確率 $p = 0.00484764$**

■ B-2　2群の平均値比較　　―対応のない2標本のデータ―

診察値	例数	平均値±SD
危険因子なし	a	xx.x ± xx.xx
危険因子あり	b	xx.x ± xx.xx

原因　　　　　　　　　結果

名義尺度　　　　　**計量尺度**

⇒ 2標本 t 検定（t-test）
　等分散、不等分散に関わらず下記の二つをまとめて t 検定（t-test）と表記して良い。

F 検定
（等分散分析）
　F 検定にて、等分散性がある場合、
　　⇒ Student's t-検定
　F 検定にて、等分散性がない場合、
　　⇒ Welch's t-検定

例題　B-2　t 検定（t-test）　　―Student's t-test または Welch's t-test―

正常人10例と慢性肝炎患者10例を選択し、ASTを測定したところ次表のようになったとします。
2群の間で平均値に差はあるのでしょうか？

〈表　正常群と慢性肝炎群の AST〉

No.	1	2	3	4	5	6	7	8	9	10
正常群	56	60	49	47	65	46	35	55	41	46
慢性肝炎群	47	45	37	32	55	44	38	31	42	29

計量尺度

例題解析結果　B-2

```
═══ 2群の平均値の比較 ═══                                    ［解析結果］

群項目(要因A)：群(0：正常　1：慢性肝炎)
集計項目　　　：AST
群　　　　　　：群別基礎統計量
0　　：例数=10　　平均値=40　　標準偏差=8.15135　　標準誤差=2.57768
1　　：例数=10　　平均値=50　　標準偏差=9.03081　　標準誤差=2.85579
全体　：例数=20　　平均値=45　　標準偏差=9.81942　　標準誤差=2.19569
```

・等分散性の両側　F検定：F=1.22742　第1自由度=9　第2自由度=9
　p=0.765154　⇒ 不等分散ではなく等分散
・対応のないt検定(2標本　t検定「→」の付いた方を採用してください)
　→等分散t検定(Student's t-test)：t値=2.59938　自由度=18　p=0.0181231 *
　→平均値の差の95%信頼区間=10±8.08241（1.91759 - 18.0824）
　　不等分散t検定(Welch's t-test)：t値=2.59938　自由度=17

■B-3 多群比較 (Multi-group comparison)

○パラメトリック手法　　原因 **名義尺度**　　結果 **計量尺度**

> データが計量値で標本の数が多数の際、平均値についていろいろな推測をするには分散分析（ANOVA：ANalysis Of VAriance）と呼ばれる手法を用いる。
>
> データに対応がないときには一元配置法（One-way Layout）、対応があるときには二元配置法（Two-way Layout）を用いる。

ANOVA（ANalysis Of VAriance）分散分析

⇒ **一元配置分散分析**
　　One-way Layout ANOVA
　　　　多群の平均値の分散が0かどうか？
　　　　（各群の背景因子の平均値がほぼ同じか？）
　　　　※個人差による変動は誤差扱い。
　　　　（各群の分散がすべて等しいとの前提にて計算。）

⇒ **二元配置分散分析**
　　Two-way Layout ANOVA
　　　　（多群）多時期の平均値の分散が0かどうか？
　　　　（時期と個人差による変動を検証）

○ノンパラメトリック手法　　原因 **名義尺度**　　結果 **順序尺度**

> データが順序尺度で標本の数が多数の際、データに対応がないときにはKruskal-WallisのH検定、対応があるときにはFriedmanの検定を用いて多群の順位平均について検定を行う。

⇒ **Kruskal-WallisのH検定**　　多群の順位平均がすべて等しいかどうか？

⇒ **Friedmanの検定**　　（多群）多時期の順位平均がすべて等しいかどうか？

■B-4 多重比較（Multiple comparison）

原因　　　結果
名義尺度　**計量尺度**

○パラメトリック手法

対比較（すべてのペア）
対照群比較（vs. Control群）
　Bonferroniの検定（法）
　　各群の総当たりで比較検証。例数が異なっていても利用可。もっとも有意になり難いが、信頼度が高い検定。

対比較（すべてのペア）
　Tukey-Kramer法
　　各群の総当たりで比較検証。

対照群比較（vs. Control群）
　Dunnettの検定（法）
　　対照群と他のすべての群を比較。

対比較（すべての組合せ対比）
　Scheffé法；Post-Hoc-Test
　　各群の総当たりで対比（Contrast）検証。これも例数が異なっていても利用可。

原因　　　結果
名義尺度　**順序尺度**

○ノンパラメトリック手法

対照群比較（vs. Control群）
　Steel法（Dunnett型）
　　対照群と他のすべての群を比較。

対比較（すべてのペア）
　Steel-Dwass法（Tukey型）
　　各群の総当たりで比較検証。

対比較（すべてのペア）
対照群比較（vs. Control群）
　Bonferroniの検定（法）
　　各群の総当たりで比較検証。例数が異なっていても利用可。もっとも有意になり難いが、信頼度が高い検定。

解説

ノンパラメトリック手法の、各群の総当たりで比較検証（Tukey型）のため、**多重比較（Steel-Dwass法（Tukey型））**と表記しています。（パラメトリックのTukey-Kramer法とは、まったく異なります）

多重比較（Steel法（Dunnett型））も、ノンパラメトリック手法の、対照群と他のすべての群を比較（Dunnett型）のために、同様な表記をしています。（パラメトリック手法のDunnettの検定（法）とは、まったく異なります）

例題 B-3（1） 一元配置分散分析（One-way Layout ANOVA）
例題 B-4 多重比較（Tukey型、Bonferroni型、Scheffé型）

高血圧患者15人を無作為に3群に分け、それぞれの群に薬剤A、B、Cを投与して収縮期血圧を測定したところ次表のようになったとします。薬剤Aはプラセボでした。**薬剤A、B、Cの降圧効果に違いはあるのでしょうか？**

〈表 群の薬剤投与後の収縮期血圧〉

群内No.	A剤投与群	B剤投与群	C剤投与群
1	116	106	108
2	128	102	100
3	129	108	108
4	137	118	114
5	140	116	110

計量尺度

例題解析結果 B-3（1）

==== 多群の平均値の比較 ====　　　　　　　　　　　　　　　　　　　　　　　　［解析結果］

群項目（要因A）：群（1：A剤投与群　2：B剤投与群　3：C剤投与群）
集計項目　　　：収縮期血圧（mmHg）

群　　　：群別基礎統計量

1	:例数=5	平均値=130	標準偏差=9.35414	標準誤差=4.1833
2	:例数=5	平均値=110	標準偏差=6.78233	標準誤差=3.03315
3	:例数=5	平均値=108	標準偏差=5.09902	標準誤差=2.28035
全体	:例数=15	平均値=116	標準偏差=12.2998	標準誤差=3.1758

・一元配置分散分析（one-way layout analysis of variance）

分散分析表（ANOVA table）

要因	平方和	自由度	平均平方和	F値	有意確率p値
群（要因A）	1480	2	740	13.9185	0.000747082***
残差	638	12	53.1667		
全体	2118	14			

（例題解析結果 B-4）多重比較（Tukey型）

==== 多群の平均値の比較 ====　　　　　　　　　　　　　　　　　　　　　　　　［解析結果］

群項目（要因A）：群（1：A剤投与群　2：B剤投与群　3：C剤投与群）
集計項目　　　：収縮期血圧（mmHg）

群　　　：群別基礎統計量

1	:例数=5	平均値=130	標準偏差=9.35414	標準誤差=4.1833
2	:例数=5	平均値=110	標準偏差=6.78233	標準誤差=3.03315
3	:例数=5	平均値=108	標準偏差=5.09902	標準誤差=2.28035
全体	:例数=15	平均値=116	標準偏差=12.2998	標準誤差=3.1758

・群（要因A）のTukey型多重比較（Tukey type multiple comparison）

群	一群	q値	群数	自由度	有意確率p値
1	-2	6.13332	3	12	0.00256936**
1	-3	6.74665	3	12	0.00122382**
2	-3	0.613332	3	12	0.902338

・Tukey型95%同時信頼区間（simultaneous confidence interval）

群	一群	平均値の差	区間幅	下限	上限
1	－2	20	12.3031	7.69693	32.3031
1	－3	22	12.3031	9.69693	34.3031
2	－3	2	12.3031	－10.3031	14.3031

（例題解析結果　B－4）多重比較（Bonferroni型）

・群（要因A）のBonferroni型多重比較（Bonferroni type multiple comparison）

群	一群	F値	第1自由度	第2自由度	有意確率p値
1	－2	18.8088	1	12	0.0029006 **
1	－3	22.7586	1	12	0.00136742 **
2	－3	0.188088	1	12	1

・Bonferroni型95%同時信頼区間（simultaneous confidence interval）

群	一群	平均値の差	区間幅	下限	上限
1	－2	20	12.8178	7.18224	32.8178
1	－3	22	12.8178	9.18224	34.8178
2	－3	2	12.8178	－10.8178	14.8178

（例題解析結果　B－4）多重比較（Scheffé型）

・群（要因A）のScheffé型多重比較（Scheffé type multiple comparison）

群	一群	F値	第1自由度	第2自由度	有意確率p値
1	－2	9.40439	2	12	0.00349173 **
1	－3	11.3793	2	12	0.00169322 **
2	－3	0.0940439	1	12	0.910907

・Scheffé型95%同時信頼区間（simultaneous confidence interval）

群	一群	平均値の差	区間幅	下限	上限
1	－2	20	12.8551	7.14486	32.8551
1	－3	22	12.8551	9.14486	34.8551
2	－3	2	12.8551	－10.8551	14.8551

例題 B-3(2) 二元配置分散分析(Two-way Layout ANOVA)
例題 B-4 多重比較(Dunnett型)

5例の高血圧患者に血圧降下剤を投与し、投与前、投与1週後、投与2週後に収縮期血圧を測定したところ次表のようになったとします。高血圧患者に血圧降下剤を投与すると血圧は低下するのでしょうか？低下するとすればそれはどの時期に効果が出るのでしょうか？

〈表 薬剤投与前後の収縮期血圧〉

被験者No.	投与前	投与1週後	投与2週後
1	116	106	108
2	128	102	100
3	129	108	108
4	137	118	114
5	140	116	110

計量尺度

例題解析結果 B-3(2)

=== 多時期の平均値の比較 ===   [解析結果]

要因A ：No.
要因B 1：収縮期血圧－投与前(mmHg)
要因B 2：収縮期血圧－投与1週後(mmHg)
要因B 3：収縮期血圧－投与2週後(mmHg)

時期 ：時期(要因B)別・全個体(要因A)合計基礎統計量

時期	例数	平均値	標準偏差	標準誤差
1	例数＝5	平均値＝130	標準偏差＝9.35414	標準誤差＝4.1833
2	例数＝5	平均値＝110	標準偏差＝6.78233	標準誤差＝3.03315
3	例数＝5	平均値＝108	標準偏差＝5.09902	標準誤差＝2.28035
全体	例数＝15	平均値＝116	標準偏差＝12.2998	標準誤差＝3.1758

・二元配置分散分析(two-way layout analysis of variance)

分散分析表(ANOVA table)

要因	平方和	自由度	平均平方和	F値	有意確率p値
個体	474	4	118.5	5.78049	0.0173412*
時期	1480	2	740	36.0976	9.90303e-05***
残差	164	8	20.5		
全体	2118	14			

(例題解析結果 B-4) 多重比較(Dunnett型)

・時期のDunnett型多重比較(Dunnett type multiple comparison)

時期	－時期	d値	群数	自由度	有意確率p値
2	－1	6.9843	3	8	0.000213022***
2	－1	7.68273	3	8	0.000108861***

・時期のDunnett型95%同時信頼区間(simultaneous confidence interval)

時期	－時期	平均値の差	区間幅	下限	上限
2	－1	－20	7.65377	－27.6538	－12.3462
3	－1	－22	7.65377	－29.6538	－14.3462

例題 B−3 (3) Kruskal-WallisのH検定
例題 B−4 多重比較（Tukey型）

高血圧患者15人を無作為に3群に分け、それぞれの群に薬剤A、B、Cを投与して収縮期血圧を測定したところ血圧を10mg/Hg刻みにグレード付けした値が次表のようになったとします。薬剤Aはプラセボでした。

薬剤A、B、Cの降圧効果に差はあるのでしょうか？もしあるとすればそれはどの薬剤とどの薬剤の間でしょうか？

〈表　群の薬剤投与後の収縮期血圧のグレード〉

被験者No.	A剤投与群	B剤投与群	C剤投与群
1	11	10	10
2	12	10	10
3	12	10	10
4	13	11	11
5	14	11	11

順序尺度

例題解析結果　B−3 (3)

══ 順序データの群間比較 ══　　　　　　　　　　　　　　　　　　　　　　　　　　　　　［解析結果］

群項目（縦）：群
順序項目（横）：収縮期血圧グレード

縦＼横	10 (%)	11 (%)	12 (%)	13 (%)	14 (%)	合計 (%)
A剤投与群	0 (0.0)	1 (20.0)	2 (40.0)	1 (20.0)	1 (20.0)	5 (100.0)
B剤投与群	3 (60.0)	2 (40.0)	0 (0.0)	0 (0.0)	0 (0.0)	5 (100.0)
C剤投与群	3 (60.0)	2 (40.0)	0 (0.0)	0 (0.0)	0 (0.0)	5 (100.0)
合計	6 (40.0)	5 (33.3)	2 (13.3)	1 (6.7)	1 (6.7)	15 (100.0)

・Kruskal-WallisのH検定　$\chi^2 = 8.81667$　自由度＝2　有意確率 $p = 0.0121755^*$

⇒ 薬剤A、B、Cの降圧効果に差はある。

（例題解析結果　B−4）多重比較（Tukey型）

・群のTukey型多重比較 (Tukey type multiple comparison)

群	順位平均	−群	順位平均	q値	群数	自由度	有意確率p
A剤投与群：	12.6	−B剤投与群：	5.7	3.63662	3	∞	0.0273497*
A剤投与群：	12.6	−C剤投与群：	5.7	3.63662	3	∞	0.0273497*
B剤投与群：	5.7	−C剤投与群：	5.7	0	3	∞	1

⇒ 薬剤AとB、および薬剤BとCの降圧効果に差はある。

・Tukey型95%同時信頼区間 (simultaneous confidence interval)

群	−群	順位平均の差	区間幅	下限	上限
A剤投与群	−B剤投与群	6.9	6.28881	0.611191	13.1888
A剤投与群	−C剤投与群	6.9	6.28881	0.611191	13.1888
B剤投与群	−C剤投与群	0	6.28881	−6.28881	6.28881

例題 B-3 (4) Friedmanの検定
例題 B-4 多重比較（Dunnett型）

5例の高血圧患者に血圧降下剤を投与し、投与前、投与1週後、投与2週後に収縮期血圧を測定したところ血圧を10mmHg刻みにグレード付けした値が次表のようになったとします。
高血圧患者に血圧降下剤を投与すると血圧の重症度が低下するのでしょうか？また、時期によって変動するのでしょうか？

〈表　薬剤投与前後の収縮期血圧のグレード〉

被験者No.	投与前	投与1週後	投与2週後
1	11	10	10
2	12	10	10
3	12	10	10
4	13	11	11
5	14	11	11

順序尺度

例題解析結果　B-3 (4)

=== 対応のある順序データの比較 ===　　　　　　　　　　　　　　　　　　　　　　　　　　　　［解析結果］
項目　1：収縮期血圧グレード-投与前
項目　2：収縮期血圧グレード-投与1週後
項目　3：収縮期血圧グレード-投与2週後

データ	10 (%)	11 (%)	12 (%)	13 (%)	14 (%)	合計 (%)	順位平均
項目 1	0 (0.0)	1 (20.0)	2 (40.0)	1 (20.0)	1 (20.0)	5 (100.0)	3
項目 2	3 (60.0)	2 (40.0)	0 (0.0)	0 (0.0)	0 (0.0)	5 (100.0)	1.5
項目 3	3 (60.0)	2 (40.0)	0 (0.0)	0 (0.0)	0 (0.0)	5 (100.0)	1.5
合計	6 (40.0)	5 (33.3)	2 (13.3)	1 (6.7)	1 (6.7)	15 (100.0)	2

・Friedmanの検定　　$\chi^2 = 10$　　自由度=2　　有意確率 p=0.00673795**

⇒ 降圧剤により重症度が低下する。

(例題解析結果　B-4) 多重比較（Dunnett型）

・最初の項目とのDunnett型多重比較 (Dunnett type multiple comparison)

項目：順位平均-	項目：	順位平均	d値	項目数	自由度	有意確率p値
1： 3-	2：	1.5	2.73861	3	∞	0.0118297*
1： 3-	3：	1.5	2.73861	3	∞	0.0118297*

・Dunnett型95%同時信頼区間 (simultaneous confidence interval)

項目	-項目	順位平均の差	区間幅	下限	上限
1	-2	1.5	1.21163	0.288368	2.71163
1	-3	1.5	1.21163	0.288368	2.71163

⇒ 降圧効果は1週から2週にかけて重症度が低下する。

〈参考　収縮期血圧グレードの被験者別順位〉

被験者No.	投与前	投与1週後	投与2週後	順位和	順位平均
1	3	1.5	1.5	6	2
2	3	1.5	1.5	6	2
3	3	1.5	1.5	6	2
4	3	1.5	1.5	6	2
5	3	1.5	1.5	6	2
順位和	15	7.5	7.5	30	−
順位平均	3	1.5	1.5	−	2

ステップアップ

例題B-4において、全順位法を用いた多重比較の解析結果を掲載しております。Steel法およびSteel-Dwass法の両者は、個別順位法を用いたものです。

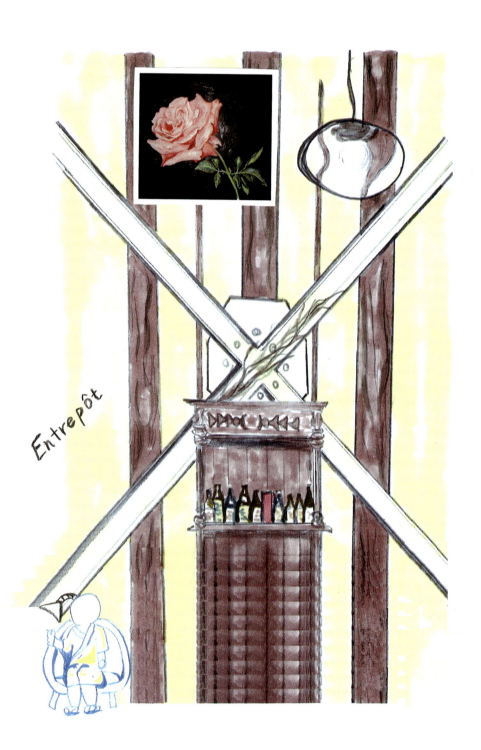

C. 相関と回帰

- C−1　　　相関分析　—横断的研究用—
- C−2　　　回帰分析　—前向き研究用—
- C−3−1　重回帰分析　—前向き研究用　説明変数が複数になった回帰分析—
- C−3−2　重回帰分析を用いた変数選択の手順
  　—多重共線性（Multicollinearity）への対応—
- C−3−3　相加効果・相乗効果・相殺効果
  　—重回帰分析を用いた相加効果・相乗効果・相殺効果の判定方法—
- C−4−1　共分散分析（ANCOVA；Analysis of Covariance）
- C−4−2　共分散分析（ANCOVA；Analysis of Covariance）と層別解析
  　—交絡因子への対応—
- C−5　　　用量反応解析　—50％の個体が反応する用量を調べる—
- C−6−1　ロジスティック回帰分析（Logistic regression analysis）
  　—前向き研究用　オッズ比を指標にした回帰分析—
- C−6−2　ロジスティック回帰分析を用いた変数選択の手順
  　—多重共線性（Multicollinearity）への対応—
- C−7　　　順序ロジスティック回帰分析
  　—前向き研究用　目的変数が順序尺度のときのロジスティック回帰分析—

解説

このカテゴリーの統計手法も近年、よく利用されています。

原因となる各説明変数との因果関係の強さを調べるにはこの統計解析手法が用いられるからです。

なかなか解明が難しいテーマは、因果関係ではなく相関関係の罠に陥っているからかもしれません。あなたが注目しているそのテーマは、因果関係なのか、それとも相関関係にあるのか、よくよく考えてみると良いでしょう。

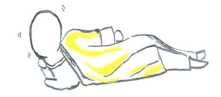

C 相関と回帰

原因
| 計量尺度 または 順序尺度 |

結果
| 計量尺度 または 順序尺度 |

相関関係 二つの項目が互いに影響を与え合っている状態

因果関係 一方が原因となり、もう片方が結果となって影響している状態

目的が異なるため、適用する手法も異なる

相関分析

回帰分析

Pearson の
相関係数 r；二つの項目の直線性を示したもの（＝1で直線）
（Pearson の積率相関係数と同意）

関連あり；$r^2 \geq 0.5$（50%）　⇒　$|r| \geq 0.7$
影響あり；$r^2 \geq 0.25$（25%）　⇒　$|r| \geq 0.5$

回帰直線；$y = a + bx$ で近似したもの
回帰係数 b；説明変数が「1」増加したときに目的変数が平均的にどのくらい変化したかを示す値

相関係数の検定

回帰係数の検定

> **解説**
>
> 相関関係と因果関係とはまったく異なるものです。
>
> 相関関係の事例として、例えば「低栄養」と「鬱」をあげてみます。鬱になり、食欲がなくなって食事が偏り、低栄養になってしまう。このときには、鬱は原因となり、低栄養は結果のように見ることができます。しかし、低栄養の状態が続いていることにより、鬱になってしまうこともあるでしょう。このときには、低栄養が原因となり、鬱が結果となっています。
>
> 因果関係では原因⇒結果の関係性は崩れることはありません。しかし、相関関係では互いに影響を与え合う状態にあり、あるときには一方が原因となり、別のときには原因ではなく結果として表れ、入れ替わってしまうこともある関係性にあります。

原因	結果
計量尺度または順序尺度	**計量尺度または順序尺度**

■C-1　相関分析

乳幼児の成長

―横断的研究用―

ID No.	手首の周囲(cm)	体重(kg)
1	10	8.04
2	8	6.95
3	13	7.58
4	9	8.81
5	11	8.33
6	14	9.96
7	6	7.24
8	4	4.26
9	12	10.84
10	7	4.82
11	5	5.68
平均	9	7.50

相関係数 r = 0.816

寄与率 r^2 = 0.667　　全変動のうち相関によって説明のつく変動の割合

相関係数の95%CI　　0.424 − 0.951
(95%信頼区間)

相関係数＝0の検定結果；

有意確率 p = 0.0022

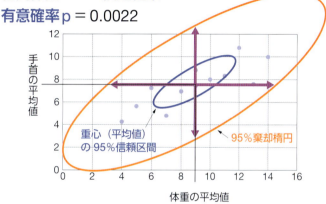

スピアマンの順位相関係数 (Spearman's rank correlation coefficient)

データについて実測値（計量尺度）の代わりに順位（順位尺度）を用いた際の相関係数

データの一致に関する係数

エーベルの級内相関係数 (Ebel's Intraclass Correlation Coefficient；ICC)

複数の評価者の評価が一致しているかどうかを表す値

r_{AA}；A名の評価平均を最終的な観測データとしたとき、
そのデータの信頼性（reliability）を表す値

＝クロンバックのα係数 (Cronbach's coefficient alpha)

心理・社会学分野ではクロンバックのα係数の表記をよく使用。

ケンドールの一致係数W (Kendall's coefficient of concordance)

データが順序尺度の場合、被験者の一致度を表す指標

一致係数 κ（カッパ）(matching coefficient kappa)

データが名義尺度の場合、同じ被験者に対する評価者の一致度※を表す指標

＝コーヘンのκ係数 (Cohen's coefficient kappa)

※同一の対象に対して、二つの検査法による検査結果が一致しているか、二人の評価者の評価が一致しているか

重み付き一致係数 κ_w (weighted kappa)

一致係数κのデータを順序尺度に拡張して用い、評価者の一致度を表す指標

■C-2 回帰分析
―前向き研究用―

原因　および　結果

計量尺度または順序尺度

乳幼児の成長

ID No.	生後 (週)	体重 (kg)
1	10	8.04
2	8	6.95
3	13	7.58
4	9	8.81
5	11	8.33
6	14	9.96
7	6	7.24
8	4	4.26
9	12	10.84
10	7	4.82
11	5	5.68
平均	9	7.50

※相関分析とまったく同じ数値でも、求める目的が異なれば異なる事例。

回帰直線　$y = 3.00 + 0.50x$
寄与率 $r^2 = 0.667$　回帰係数 $= 0.50$
回帰係数の 95% CI　　$0.23 - 0.77$
(95% 信頼区間)

回帰係数 $= 0$ の検定結果；
有意確率 $p = 0.0022$

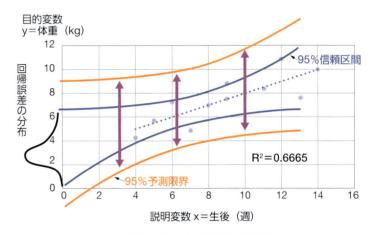

縦方向にしか誤差変動はない。

解説

C-1とC-2のデータを見比べてみてください。数値はまったく同じ値になっています。それでも、相関係数の95%信頼区間と回帰係数の95%信頼区間を比較すると、相関関係では相関係数は0.424-0.951ですが、因果関係では回帰係数は0.23-0.77と、数値が異なっていることが理解できると思います。

これは、相関関係では、縦方向にも横方向にも誤差変動が生じますが、因果関係のある回帰分析では、縦方向にしか誤差変動が生じていないからです。

■C-3-1 重回帰分析
―前向き研究用
説明変数が複数になった回帰分析―

原因 および 結果

計量尺度または順序尺度

解析 それぞれの解析手法の解説

動脈硬化症の重症度

ID No.	X_1 TC	X_2 TG	y 重症度
1	220	100	0
2	230	150	1
3	240	150	2
4	9	250	1
5	11	200	3
6	14	150	3
7	6	250	2
8	4	290	1
9	12	250	4
10	7	290	4

TC；総コレステロール値
TG；トリグリセリド値

複数の原因項目の間で相関関係があり、これを考慮しながら、結果項目との因果関係を明らかにする分析。

重回帰式　$y = b_0 + b_1 x_1 + \cdots\cdots + b_p x_p$
　　　　　　　$= 18.5014 + 0.0916 x_1 - 0.0115 x_2$

偏回帰係数 $b_1 \sim b_p$　他の説明変数の影響を取り除いた際の回帰係数　　　　　　　**定数 b_0**

重寄与率 R^2　目的変数の全変動のうち、すべての説明変
（決定係数）　　数によって説明できる割合

標準偏回帰係数　各説明変数が目的変数に与える影響の強さを比較するときの指標

偏F値　偏回帰係数が0かどうかを検定する検定統計量

偏回帰係数の95%CI　偏回帰係数の推定結果
（95%信頼限界）

偏回帰係数の検定結果；偏回帰係数が0かどうかの検定
有意確率p　　　　　　結果

重回帰式は、平面を表す

ここで、見取り図は、側面図にあたる重症度とTGの散布図（A）、立面図にあたるTCとTGの散布図（B）、そしてTCと重症度の散布図（C）の関係を示している。

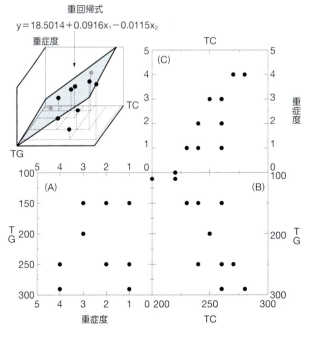

多重共線性　一例として、説明変数同士の相関が高い場合、単変量では＋、多変量では－になる現象を多重共線性と言う。

例．TGと重症度の単相関係数は正にもかかわらず、TGの偏回帰係数の符号が負になっている。

$y = 18.5014 + 0.0916 x_1 - 0.0115 x_2$
$ = 18.5014 + 0.0801 x_1 + 0.0115 (x_1 - x_2)$
$(x_1 - x_2)$；脂質異常のタイプを表す指標
　　値が大きい；高コレステロール型
　　値が小さい；高トリグリセリド型

TCの値が高いほど重症度を高く判定し、TCの値が同じなら高コレステロール型になるほど重症度を高く判定している。

ステップアップ 多重共線性とは、説明変数同士の相関が高い場合、偏回帰係数の値が不安定になり、偏回帰係数の標準誤差が非常に大きくなり、値の信頼性が極端に低くなったりする現象のことを指します。

例題 C-3-1 　重回帰分析

原因 および 結果

計量尺度または順序尺度

10名の脂質異常症患者について、複数の原因項目間の相関関係を考慮して、患者の重症度との間の因果関係の内容を検討してみたい。

原因項目としては、総コレステロール値（TC）とトリグリセリド値（TG）の血中濃度を検討してみた。

〈表 脂質異常症患者のTCとTGと重症度〉

症例No.	TC	TG	重症度
1	220	100	0
2	230	150	1
3	240	150	2
4	240	250	1
5	250	200	3
6	260	150	3
7	260	250	2
8	260	290	1
9	270	250	4
10	280	290	4

例題解析結果　C-3-1

=== 重回帰分析（multiple regression analysis）===　　　　　　　　　　　　　　　　[解析結果]

目的変数y ：重症度
説明変数x1：TC
説明変数x2：TG

・各変数の基礎統計量

x1：例数＝10	平均値＝251	標準偏差＝18.5293	標準誤差＝5.85947
x2：例数＝10	平均値＝209	標準偏差＝65.3962	標準誤差＝20.6801
y1：例数＝10	平均値＝2.1	標準偏差＝1.37032	標準誤差＝0.433333

・相関行列（correlation coefficient matrix）

	x1	x2	y1
x1	1	0.753	0.827
x2	0.753	1	0.386
y1	0.827	0.386	1

・全変数を選択した結果

変数	偏回帰係数	標準誤差	標準偏回帰係数	偏相関係数	偏F値	有意確率p値
定数	−18.5014	3.8562			23.0192	0.00197122**
x1	0.0916224	0.0183292	1.2389	0.883834	24.9872	0.00156753**
x2	−0.0114632	0.00519335	−0.547063	−0.640612	4.87212	0.0630491

変数	偏回帰係数	95%信頼区間幅	下限	上限
定数	−18.5014	9.11847	−27.6199	−9.38293
x1	0.0916224	0.0433416	0.0482808	0.134964
x2	−0.0114632	0.0122803	−0.0237435	0.000817099

重寄与率（決定係数）$R^2=0.813702$　　自由度調整済重寄与率（決定係数）$R'^2=0.760474$
重相関係数　　　　　 $R=0.902054$　　自由度調整済重相関係数　　　　　 $R'=0.872052$

■C-3-2 重回帰分析を用いた変数選択の手順
―多重共線性（Multicollinearity）※への対応―

| 原則 | 単変量解析で変数選択を行う場合、評価指標と変数選択のための統計量は、多変量解析と同じにする。 |

♯一つの目安として、p値が0.2よりも小さな説明変数を選択する場合も（某統計ソフトウェアにて採用）。但し、根拠はありません。

1. 単変量にてそれぞれ解析を行う。
2. 偏F値が2以上♯の説明変数（独立変数）をピックアップする。
3. 目安として15個以内でピックアップした説明変数を全部入れて、stepwise法にて変数選択をすると、数学的に変数が選択されます。
   （p値に関係なく、臨床的に重要な項目を投入することが大切）
4. stepwise法で選択された結果より、残った説明変数で解釈を行う。
5. 説明変数（独立変数）を目安として15項目以内で強制投入法を行い、stepwise法と比較検討する。
6. 例えば、単変量では＋、多変量では－となるような多重共線性※が観測された場合、多変量にて＋と－となるそれぞれの因子の「差」がどんな意味になるかを検討すると、真の説明変数が見つかることもある。それでも意味が見つからない際には、－の因子を外す。

※相関がある説明変数同士を投入すると、発生する現象。
例．心筋梗塞の因子　　拡張期血圧と収縮期血圧を因子に入れたら、多重共線性が発生。
　　　　　　　　　　　どちらも交絡因子ではない。　　脈圧＝拡張期血圧－収縮期血圧
　　女性特有疾患の因子　妊娠回数と出産回数を因子に入れたら、多重共線性が発生。
　　　　　　　　　　　どちらも交絡因子ではない。　　流産回数＝妊娠回数－出産回数

解説

症例数が十分にあり、欠損値もないデータの場合、すべての変数を強制投入しても構いません。多重共線性等を考慮する場合、基本的には、説明変数（独立変数）が目安として15項目以内であれば、すべての変数を同時に投入して、ステップワイズ法（変数増減法）による変数選択をしても良いです。

例題　C−3−2　重回帰分析による変数選択

例題C-3-1のデータを用いて、**重回帰式の変数選択**を行いたい。

例題解析結果　C−3−2

═══ 重回帰分析(multiple regression analysis)═══　　　　　　　　　　　　　　　　　　　［解析結果］

データ名：表1.1
目的変数y　：重症度
説明変数x1：TC
説明変数x2：TG

・各変数の基礎統計量

x1：例数＝10	平均値＝251	標準偏差＝18.5293	標準誤差＝5.85947
x2：例数＝10	平均値＝209	標準偏差＝65.3962	標準誤差＝20.6801
y1：例数＝10	平均値＝2.1	標準偏差＝1.37032	標準誤差＝0.433333

・相関行列(correlation coefficient matrix)

	x1	x2	y1
x1	1	0.753	0.827
x2	0.753	1	0.386
y1	0.827	0.386	1

・前進的変数増減法(stepwise forward selection method)による変数選択結果
　取り込み基準：偏F値≧Fin＝2　　　追い出し基準：偏F値＜Fout＝2

変数	偏回帰係数	標準誤差	標準偏回帰係数	偏相関係数	偏F値	有意確率p値
定数	−18.5014	3.8562			23.0192	0.00197122**
x1	0.0916224	0.0183292	1.2389	0.883834	24.9872	0.00156753**
x2	−0.0114632	0.00519335	−0.547063	−0.640612	4.87212	0.0630491

　　　　　　　　　　　　　　　　　　　　　⇒ 変数x1もx2も取り込み基準に合致。

変数	偏回帰係数	95%信頼区間幅	下限	上限
定数	−18.5014	9.11847	−27.6199	−9.38293
x1	0.0916224	0.0433416	0.0482808	0.134964
x2	−0.0114632	0.0122803	−0.0237435	0.000817099

重寄与率(決定係数) $R^2＝0.813702$　　自由度調整済重寄与率(決定係数) $R'^2＝0.760474$
重相関係数　　　　　$R＝0.902054$　　自由度調整済重相関係数　　　　　$R'＝0.872052$

分散分析表(ANOVA table)

要因	平方和	自由度	平均平方和	F値	有意確率p値
回帰	13.7516	2	6.87578	15.2871	0.0027908**
残差	3.14844	7	0.449777		
全体	16.9	9			

> **解説**
>
> 変数選択のやり方については、重回帰分析の場合、C−6−2のロジスティック回帰分析の場合、そしてD−2の判別分析の場合の三つを掲載してあります。
>
> それぞれの場合で手法が異なりますので、よく読んでみてください。

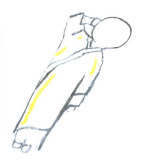

■C−3−3 相加効果・相乗効果・相殺効果
(Additive, Synergistic, and Cancel effects)
―重回帰分析を用いた相加効果・相乗効果・相殺効果の判定方法―

重回帰分析を用いることにより、相加効果・相乗効果・相殺効果を確認することができます。これらの効果がありそうな二つの変数同士の積を求め、新たな変数として加えます。

改善度 y	食事療法 x_1	薬剤療法 x_2	$x_3 = (x_1 \times x_2)$
y_1	x_{11}	x_{21}	x_{31}
y_2	x_{12}	x_{22}	x_{32}
⋮	⋮	⋮	⋮
y_n	x_{1n}	x_{2n}	x_{3n}

三つの変数を選択することで、式が求まります。

$$y = b_0 + b_1 x_1 + b_2 x_2 + b_3 x_3$$

ここで、変数 x_3（積）の偏回帰係数を確認します。

$\begin{cases} b_3 \fallingdotseq 0 \text{ならば、相加効果} \\ b_3 < 0 \text{ならば、相殺効果} \\ b_3 > 0 \text{ならば、相乗効果} \end{cases}$

医学分野では、相加効果を前提に考えがちですが、積（$x_1 \times x_2$）の変数を用いることにより、相加効果の確認だけではなく、相殺効果や相乗効果の有無を確認することができます。

非平行性、プラセボ効果、交互作用との関係は？

○薬剤の有無と食事療法の二元配置

プラセボ効果＝2
薬剤効果＝10
食事療法効果＝5
交互作用＝−α または ＋β

改善度	食事療法無し	食事療法有り	
薬剤無	2	7	➡薬剤無
薬剤有	12	x	➡薬剤有

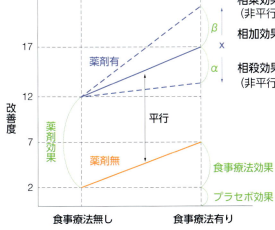

相乗効果 x ＝プラセボ効果＋薬剤効果＋食事療法効果＋交互作用
（非平行）　＝2＋10＋5＋β＝17＋β

相加効果 x ＝プラセボ効果＋薬剤効果＋食事療法効果
　　　　　＝2＋10＋5＝17

相殺効果 x ＝プラセボ効果＋薬剤効果＋食事療法効果＋交互作用
（非平行）　＝2＋10＋5−α＝17−α

薬剤効果と食事療法効果について、相乗効果は正の交互作用があるとき、相殺効果は負の交互作用があるときに生じる。
交互作用がないときには、相加効果となる。

> 原因
> **計量尺度および群（名義尺度）**

> 結果
> **計量尺度**

■C-4-1　共分散分析（ANCOVA；Analysis of Covariance）

あるデータを群間にて比較する際に、そのデータに影響を与える要素があり（例えば投与前値に群間で差がある等）、その影響を取り除いて平均値を比較したい際に用いる。

薬効による収縮期血圧の変化

ID No.	薬剤	投与前	投与後	変化量
1	A	140	126	-14
2	A	140	132	-8
3	A	145	127	-18
⋮	A	⋮	⋮	⋮
9	B	160	142	-18
10	B	165	152	-13
⋮	B	⋮	⋮	⋮
20	B	185	158	-27

共変数	原因項目と関連があり、結果項目に影響を与える項目で、原因無群と原因有群で値の大きさが異なる項目のこと（＝交絡因子）
群別回帰式	群ごとに計算した回帰式
共通回帰式	2群の回帰直線が平行であると仮定したときの回帰式
回帰係数	説明変数に係る係数

共分散分析表における
- **共通回帰**　共通回帰式の回帰係数が0かどうかの検定
- **群差**　共変数の影響がないとき、または影響を考慮しないときに、2群の平均値が等しいかどうかの検定
- **修正群差**　共変数の影響を補正したとき、2群の平均値が等しいかどうかの検定
- **非平行性**　2群の群別回帰式が平行かどうか（回帰係数が等しいかどうか）の検定

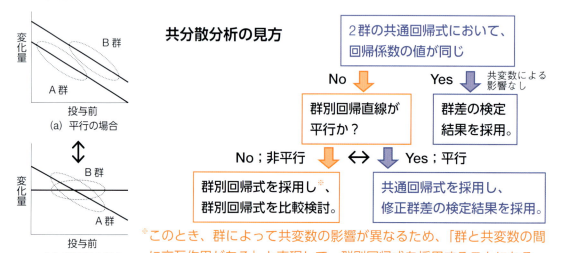

- **交互作用**　目的変数yを薬効の指標（変化量）とし、説明変数x_1が薬剤の有無、共変数x_2が食事療法の有無とした場合、薬剤群別回帰直線が非平行のとき、薬剤と食事療法の間には交互作用があるという。
このように相乗効果または相殺効果が存在すると、非平行性が有意となる。

原因 計量尺度および群(名義尺度)　　**結果** 計量尺度

例題　C−4−1　共分散分析（ANCOVA）

2種類の降圧剤AとBの降圧効果を比べるために、高血圧症患者20人を2群に分けてそれぞれA剤とB剤を投与した。そして投与前後における収縮期血圧を測定したところ、次表のような結果を得た。
投与前値の影響を取り除いて降圧効果を比較したい。

〈表　薬剤投与前後の収縮期血圧〉

ID No.	薬剤	投与前	投与後	変化量	ID No.	薬剤	投与前	投与後	変化量
N01	A	140	126	−14	N11	B	165	155	−10
N02	A	140	132	−8	N12	B	165	150	−15
N03	A	145	127	−18	N13	B	170	155	−15
N04	A	145	132	−13	N14	B	170	150	−20
N05	A	150	130	−20	N15	B	170	148	−22
N06	A	150	135	−15	N16	B	175	155	−20
N07	A	155	132	−23	N17	B	175	150	−25
N08	A	160	140	−20	N18	B	180	157	−23
N09	B	160	142	−18	N19	B	180	160	−20
N10	B	165	152	−13	N20	B	185	158	−27

例題解析結果　C−4−1

```
=== 共分散分析(analysis of covariance, ANCOVA) ===                      [解析結果]
群項目     ：薬剤(1：A  2：B)
集計項目y  ：収縮期血圧　変化量
共変数x1   ：収縮期血圧　投与前

・群1：薬剤(1：A  2：B)＝1
x1 ：例数＝8     平均値＝148.125    標準偏差＝7.03943   標準誤差＝2.48881
y  ：例数＝8     平均値＝−16.375    標準偏差＝4.80885   標準誤差＝1.70018
```
群別回帰式：y＝62.8919−0.535135x1
共通回帰式：y＝59.8173−0.514378x1
群別回帰式の寄与率r^2＝0.613649　r＝−0.783358　有意確率p＝0.0214684*

```
・群2：薬剤(1：A  2：B)＝2
x1 ：例数＝12    平均値＝171.667    標準偏差＝7.48736   標準誤差＝2.16142
y  ：例数＝12    平均値＝−19        標準偏差＝5.0272    標準誤差＝1.45123
```
群別回帰式：y＝67.2973−0.502703x1
共通回帰式：y＝69.3016−0.514378x1
群別回帰式の寄与率r^2＝0.560568　r＝−0.748711　有意確率p＝0.00508183*

・全体

x1：例数＝20	平均値＝162.25	標準偏差＝13.8103	標準誤差＝3.08807
y ：例数＝20	平均値＝－17.95	標準偏差＝4.9892	標準誤差＝1.11562

群別回帰式：y＝17.5222－0.218627x1
共通回帰式：y＝65.5079－0.514378x1
群別回帰式の寄与率r^2＝0.366228　r＝－0.605167　有意確率p＝0.0046958**

共分散分析表（ANCOVA table）

要因	平方和	自由度	平均平方和	F値	有意確率p値
群差	33.075	1	33.075	2.86514	0.109895
共通回帰	254.939	1	254.939	22.0842	0.000241152***
修正群差	114.806	1	114.806	9.94519	0.00614858**
全体回帰	173.207	1	173.207	15.0042	0.00134685**
非平行性	0.233514	1	0.233514	0.0202283	0.888677
残差	184.703	16	11.5439		
全体	472.95	19			

・修正群差の95％信頼区間

群	－群	修正群差	区間幅	下限	上限
1	－2	－9.48432	6.37553	－15.8599	－3.10879

解説

共変数は、交絡因子とも呼ばれ、疫学では交絡因子のほうがよく使われます。

共分散分析（ANCOVA）では、この共変数と、交互作用のことがよく問題となります。

共変数は結果に多大な影響を与える項目のことで、他の原因項目とは相関性があるもののことです。

交互作用についてはグラフを見ると理解できます。群別の回帰式が平行であるか、非平行であるかという問題だということが理解できます。相乗効果のあるときには正の交互作用があるとき、相殺効果は負の交互作用があるときに生じます。

■C-4-2　共分散分析 (ANCOVA ; Analysis of Covariance) と層別解析
―交絡因子への対応―

1. 交絡因子と思われる項目を共変量に入れて共分散分析を行う。このとき、計量データだけではなく、「0；男、1；女」のようなダミーデータ化した名義尺度のデータを入れることも可能です（順序尺度のデータでも大丈夫です）。
2. その結果、共変量の影響が小さい場合には、全体解析を行ってその結果を採用する。つまり、層に分ける必要はありません。
3. 共変量の影響が大きくても、非平行性が小さい場合には、共分散分析の結果を採用します。この場合には、層別をすると例数が少な過ぎて有意になりません。
4. 共変量の影響が大きく、非平行性も大きいときには、男女などの層に分けて層別の解析を行い、その結果を採用します。

※層に分ける理由は、説明変数と目的変数の関係が層によって異なるために、共変量の影響を補正できないためです。

このとき、全体（例えば男女合計）の結果は、男女比が異なれば結果が変わってしまうので、層別の結果のみを掲載すれば良いことになります。

層別解析の事例　　対象を若年層と老年層に層別して、A群とB群の薬効を群間比較

若年層では2群間の差が有意にならず、老年層では有意になった

結論：若年層ではAとBの薬効に差はないが、老年層では差がある　と言えるのは、下記1）の非平行の場合のみ。2）の場合、老年層は例数が多いために有意となり、若年層は例数が少ないために有意にはならなかっただけ。

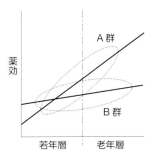

1）群により年齢の影響が異なる場合
- 層別解析　若年層：有意ではない
　　　　　　老年層：有意（A＞B）
- 共分散分析　群別回帰：有意
　　　　　　　　　　　（寄与率大）
　　　　　　非平行性：有意

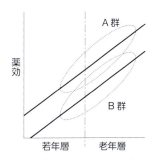

2）群によらず年齢の影響が同じ場合
- 層別解析　若年層：有意ではない
　　　　　　老年層：有意（A＞B）
- 共分散分析　群別回帰：有意
　　　　　　　　　　　（寄与率大）
　　　　　　修正群差：有意
　　　　　　非平行性：有意ではない

■C-5　用量反応解析
―50％の個体が反応する用量を調べる―

原因 計量尺度　　**結果** 名義尺度

D_{50}	50％反応量	母集団の50％の個体が反応する用量
LD_{50}	50％致死量（中央致死量）	上記の反応が生／死の場合
ED_{50}	50％有効量	上記の反応が有効／無効の場合

効力比　二つの物質が同じ反応をするときの用量比のこと

プロビット分析　用量と反応率の関係を累積正規分布関数で近似し、上記のD_{50}を逆推定する手法

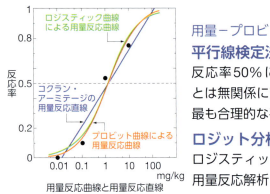
用量反応曲線と用量反応直線

用量－プロビット直線を利用した
平行線検定法
反応率50％に限定せず、反応率とは無関係に効力比を求める際の最も合理的な手法

ロジット分析
ロジスティック回帰分析を用いた用量反応解析

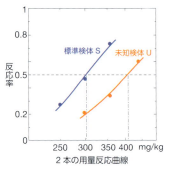
2本の用量反応曲線

ステップアップ　用量反応解析は共分散分析を応用した手法であり、本来は原因も結果も計量尺度のものが基本で、結果が名義尺度になったものは特殊な手法とご理解ください。本書では紙面の都合上、割愛しますが、共分散分析⇒用量反応解析⇒プロビット分析⇒ロジット分析⇒ロジスティック回帰分析という、数学的な展開の流れがあるのです。

原因 計量尺度および順序尺度　　**結果** 名義尺度

例題　C-5（1）　プロビット分析

薬剤Aについて用量依存性があるかないかを確認し、用量依存性がある場合には用量反応曲線が得られるかどうかを確認しようと、0.01g/kg、0.1g/kg、1g/kg、10g/kg、100g/kgの用量に群を分けて、マウスを無作為に割付て投与し、バイオマーカーなどの反応数を観測したところ、次表のような結果を得ました。

〈表　名義尺度のときの用量反応試験のデータ〉

用途	反応数	非反応数	計	反応率(%)
0.01g/kg	0	20	20	0.0
0.1g/kg	2	18	20	10.0
1g/kg	16	14	30	53.3
10g/kg	15	5	20	75.0
100g/kg	19	1	20	95.0

例題解析結果　C-5（1）

=== プロビット法による用量反応解析 ===　　　　　　　　　　　　　［解析結果］

用量項目（縦）：用量
反応項目（横）：反応

実数用量	対数用量	反応率（反応数／総数）	補正反応率	観測プロビット	期待プロビット(y)
10	1	0 (0/20)	0	↓	2.90352
100	2	0.1 (2/20)	0.1	3.71845	3.87924
1000	3	0.533333 (16/30)	0.533333	5.08365	4.85495
1e+04	4	0.75 (15/20)	0.75	5.67449	5.83067
1e+05	5	0.95 (19/20)	0.95	6.64485	6.80639

・対数用量－プロビット直線 $y = 1.9278 + 0.975717x$（反復回数＝2）

・反応率＝50%（y＝5）のときの用量 $D_{50} = 1408.18$（$\log(D_{50}) = 3.14866$）

プロビット法による分散分析表

要因	平方和	自由度	χ^2 値	有意確率p値
直線性	38.6504	1	38.6504	5.06918e-10 ***
異質性（ズレ）	1.93636	3	1.93636	0.58572
全体	40.5868	4		

⇒ 反応率の変動には用量依存性があり、それはほぼ用量反応曲線で表される。

例題　C-5（2）　プロビット直線を利用した平行線検定法

被験薬の効力比を調査するために、標準薬の250mg、300mg、360mgの各群と、被験薬の300mg、360mg、440mgの各用量群に無作為割付によりマウスを群分けしてそれぞれ投与し、反応性を調査しました。

〈表　標準薬の用量反応試験のデータ〉

用途	反応数	非反応数	計	反応率（％）
250mg	4	11	15	26.7
300mg	7	8	15	46.7
360mg	11	4	15	73.3

〈表　被験薬の用量反応試験のデータ〉

用途	反応数	非反応数	計	反応率（％）
300mg	3	12	15	20.0
360mg	5	10	15	33.3
440mg	9	6	15	60.0

例題解析結果　C−5（2）

=== プロビット法による平行線検定 ===　　　　　　　　　　　　　　　　　　　　　　　　　[検証結果]

用量項目（縦）：用量
反応項目（横）：反応

・群1：薬剤（0：標準薬、1：被験薬）='0'

実数用量	対数用量	反応率（反応数／総数）	補正反応率	観測プロビット	期待プロビット（y）
250	2.398	0.266667（ 4/15）	0.266667	4.37707	4.39621
300	2.477	0.466667（ 7/15）	0.466667	4.91635	4.96973
360	2.556	0.733333（11/15）	0.733333	5.62293	5.54324

群別：対数用量−プロビット直線 $y = -14.4982 + 7.85893x$（反復回数＝1）
　　　反応率＝50%（y＝5）のときの用量 D50＝302.705（log(D50)＝2.48102）
共通：対数用量−プロビット直線 $y = -12.9722 + 7.24304x$
　　　反応率＝50%（y＝5）のときの用量 D50＝302.901（log(D50)＝2.4813）

・群2：薬剤（0：標準薬、1：被験薬）='1'

実数用量	対数用量	反応率（反応数／総数）	補正反応率	観測プロビット	期待プロビット（y）
300	2.477	0.2（3/15）	0.2	4.15838	4.06093
360	2.556	0.333333（5/15）	0.333333	4.56927	4.63445
440	2.643	0.6（9/15）	0.6	5.25335	5.26568

群別：対数用量−プロビット直線 $y = -12.3731 + 6.65554x$（反復回数＝1）
　　　反応率＝50%（y＝5）のときの用量 D50＝407.676（log(D50)＝2.61032）
共通：対数用量−プロビット直線 $y = -13.881 + 7.24304x$
　　　反応率＝50%（y＝5）のときの用量 D50＝404.364（log(D50)＝2.60677）

○効力比（群番号の小さい方を1とした場合）

・効力比 R（群2／群1）＝0.74908（log(R)＝−0.125472）

平行線検定表（分散分析表）

要因	平方和	自由度	χ^2値	有意確率 p値
群1の直線性	6.56216	1	6.56216	0.010417*
群1の異質性（ズレ）	0.0418299	1	0.0418299	0.837944
群2の直線性	4.93384	1	4.93384	0.0263358*
群2の異質性（ズレ）	0.0712042	1	0.0712042	0.789591
共通直線性	11.4172	1	11.4172	0.000727655***
異質性（ズレ）合計	0.113034	2	0.113034	0.94505
非平行性	0.0787469	1	0.0787469	0.779003
全体	11.609	4		

原因: **計量尺度および順序尺度**　結果: **名義尺度**

■C-6-1　ロジスティック回帰分析 (Logistic regression analysis)
―前向き研究用　オッズ比を指標にした回帰分析―

動脈硬化症の有無と脂質異常スコア等

ID No.	動脈硬化症	脂質異常スコア	性別	年齢
1	無	0	男	36
2	無	0	女	55
⋮	⋮	⋮	⋮	⋮
15	無	2	女	52
16	有	1	男	46
17	有	1	女	24
⋮	⋮	⋮	⋮	⋮
30	有	2	女	58

ロジット；対数オッズ；ℓ
→ A. 出現頻度の検定を参照のこと

ロジスティック回帰直線
ロジットと説明変数の因果関係をロジスティックモデルで近似した式

$$\ell = \ln\left(\frac{p}{1-p}\right) \quad p；動脈硬化の発症率$$
$$= b_0 + b_1 x_1 \cdots\cdots + b_p x_p$$

偏回帰係数　他の変数が一定という条件で各変数が1増加したときに、ロジットがいくつ変化するかを表す値

オッズ比　他の変数が一定という条件で各変数が1増加したときに、オッズが相対的に何倍になるかを表す値。**調整オッズ比**または**補正オッズ比**とも呼ばれる

標準誤差　偏回帰係数の標準誤差

ロジスティック回帰分析は2群の場合、疾患の有無（2群）のデータをシグモイド曲線（S字状曲線）にて回帰する手法で、群に属する確率を表す。

標準偏回帰係数　他の変数が一定という条件で各変数が「1標準偏差」増加したときに、ロジットがいくつ変化するかを表す値

ワルドのカイ2乗値　偏回帰係数が0かどうかの検定を行うための検定統計量

偏回帰係数の95%CI　偏回帰係数の推定結果（95%信頼区間）

オッズ比の95%CI（95%信頼区間）　偏回帰係数の95%信頼区間を「自然対数（e）で指数変換した値」

回帰の検定；（有意確率）　すべての偏回帰係数が0かどうかの検定

ズレ；異質性（Heterogeneity）
ズレの検定；（有意確率）　モデルと実際のデータのズレが0かどうかの検定

AIC（赤池の情報量基準）
モデルの適合度を表す指標。値が小さいほど単純で且つ適合度の良いモデルであることを示す

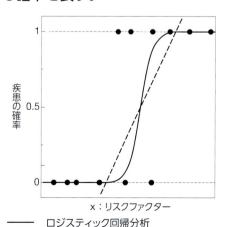

―― ロジスティック回帰分析
---- （直線回帰の場合には、Cochran-Armitage傾向検定に該当）

ロジスティック回帰分析の注意点

1) 誤差が少なく、信頼のおける多数のデータに適用したものであるか？
   - 必要症例数の目安；イベント数≧（変数の数×10）または
       　　　　　　　イベント数≧（変数の数の2乗）の大きいほうの例数があるか？
   - 疾患の発症例数と、非発症例数はできるだけ同じ例数であることが理想。

ステップアップ　ここでイベント数とはなんでしょうか？
イベントに入る前に、Case-Contorolについて

Caseとは、興味のある（注目している）状態を持っている症例のこと
Controlとは、興味のある（注目している）状態を持っていない症例のこと

例えば、ある遺伝子の変異を持っているかどうかに興味がある（注目している）場合、変異を持っている人をケースといい、持っていない人をコントロールと呼びます。

イベントとは、このケースの数か、またはコントロールの数のうち、少ないほうの人数がイベント数となります。

2) ロジスティック回帰分析に組み込んだ項目は、適切であるか？
   リスクファクターだけか？診断指標に相当するものはないか？

3) ロジスティック回帰式が科学的に納得のできるものであるか？
   医学的見地から、納得のいく因果関係となっているか？

4) ロジットは確率が0または1になるときには、計算不能となるので注意が必要。
   ⇒ 説明変数によって疾患の発症と非発症が完全に判別されてしまう場合には、計算が発散して不適解となります。

本項の事例は二つを掲載。完全に判別可能な事例の場合も紹介しています

ステップアップ　必要症例数とイベント数の関係について

例えば、希少な疾患の場合、1万例を集めても、イベントが10例しか存在しなければ、説明変数は1個くらいしか得られないということになります。

必要症例数の定義をここで示すと、

「変数Yを目的変数とします。Yは2値のみをとる二値尺度であるとして、ここでは0か1の値をとるとします。
ここで、#{Y＝0} と、#{Y＝1} を、それぞれY＝0またはY＝1のときの人数であると定義し、#{Y＝0} と#{Y＝1} の小さいほうの数をMとします。このとき、M≧（10x説明変数）が必要症例数となります。」

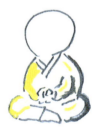

原因　**計量尺度および順序尺度**　結果　**名義尺度**

解析
それぞれの解析手法の解説

例題　C-6-1（1）　ロジスティック回帰分析

脂質異常が動脈硬化症のリスクファクターになるかどうかを検討するために、25名の被験者を対象にして動脈硬化症が発症するかどうかを前向きに観察した。被験者の動脈硬化症の発症の有無と、脂質異常のグレードを示すスコア、性、年齢は次表のようになった。

〈表　動脈硬化症の有無と脂質異常スコア等〉

ID No.	動脈硬化症	脂質異常スコア	性	年齢	ID No.	動脈硬化症	脂質異常スコア	性	年齢
N01	無	0	男	36	N14	無	2	男	47
N02	無	0	男	55	N15	無	2	女	52
N03	無	0	女	27	N16	有	1	男	46
N04	無	0	女	42	N17	有	1	女	24
N05	無	1	男	35	N18	有	1	女	38
N06	無	1	男	39	N19	有	1	女	58
N07	無	1	男	41	N20	有	2	男	21
N08	無	1	男	45	N21	有	2	男	30
N09	無	1	女	32	N22	有	2	男	37
N10	無	1	女	42	N23	有	2	女	24
N11	無	1	女	51	N24	有	2	女	56
N12	無	1	女	53	N25	有	2	女	58
N13	無	2	男	43					

例題解析結果　C-6-1（1）

　　　ロジスティック回帰分析（logistic regression analysis）　　　　　　　　　　　　［解析結果］

目的変数y　：動脈硬化症（0：無　1：有）
説明変数x1：脂質異常スコア
説明変数x2：性（0：男　1：女）
説明変数x3：年齢（才）

・各変数の基礎統計量

x1：例数＝25	平均値＝1.2	標準偏差＝0.707107	標準誤差＝0.141421
x2：例数＝25	平均値＝0.52	標準偏差＝0.509902	標準誤差＝0.10198
x3：例数＝25	平均値＝41.28	標準偏差＝11.0133	標準誤差＝2.20267
y1：例数＝25	平均値＝0.4	標準偏差＝0.5	標準誤差＝0.1

反応有：コード＝1　例数＝10　反応無：コード＝1以外　例数＝15

・相関行列（correlation coefficient matrix）

	x1	x2	x3	y1
x1	1	−0.069	0.009	0.471
x2	−0.069	1	0.151	0.131
x3	0.009	0.151	1	−0.157
y1	0.471	0.131	−0.157	1

・全変数を選択した結果(反復回数：4)
　ロジットモデル：p＝1/{1＋exp(－β0－Σβj・xj)}
　p：y＝1(反応有)の確率　　β0：定数　　βj：変数xjの偏回帰係数

変数	偏回帰係数	標準誤差	オッズ比	標準偏回帰係数	Waldのχ²	有意確率p値
定数	－1.53326	2.18006			0.494649	0.481861
x1	2.08029	0.923026	8.0068	1.47099	5.07949	0.0242105*
x2	1.3481	1.11576	3.8501	0.687399	1.45983	0.226957
x3	－0.0560363	0.0494628	0.945505	－0.617146	1.28345	0.257258

変数	偏回帰係数	95%CI 下限	上限	オッズ比	95%CI 下限	上限
定数	－1.53326	－5.80609	2.73957			
x1	2.08029	0.271193	3.88939	8.0068	1.31153	48.881
x2	1.3481	－0.838749	3.53495	3.8501	0.432251	34.2933
x3	－0.0560363	－0.152982	0.0409091	0.945505	0.858145	1.04176

対数尤度：回帰L(β)＝－12.5043　定数項L0＝－16.8253　飽和Lf＝0
擬似寄与率R²＝0.256816　　AIC(赤池の情報量基準)＝33.0086

回帰とズレの検定

要因	(－1)*対数尤度	自由度	χ²値	有意確率p値
回帰	4.32101	3	8.64201	0.0344493*
ズレ(LOF)	12.5043	21	25.0086	0.246793
全体	16.8253	24		

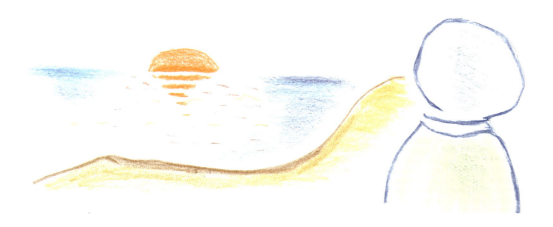

原因　**計量尺度および順序尺度**　　結果　**名義尺度**

例題　C－6－1（2）　ロジスティック回帰分析

動脈硬化症のリスクファクターである総コレステロール値（TC）とトリグリセリド値（TG）について、25名の被験者を対象にして前向きに観察した。ロジスティック回帰式を得たい。

〈表　動脈硬化症患者と正常者の TC と TG〉

ID No.	群	TC	TG	ID No.	群	TC	TG
N01	動脈硬化症	220	110	N14	正常	190	180
N02	動脈硬化症	230	150	N15	正常	200	160
N03	動脈硬化症	240	150	N16	正常	200	170
N04	動脈硬化症	240	250	N17	正常	200	240
N05	動脈硬化症	250	200	N18	正常	210	160
N06	動脈硬化症	260	150	N19	正常	210	180
N07	動脈硬化症	260	250	N20	正常	210	250
N08	動脈硬化症	260	290	N21	正常	220	180
N09	動脈硬化症	270	250	N22	正常	220	260
N10	動脈硬化症	280	290	N23	正常	220	300
N11	正常	180	130	N24	正常	230	250
N12	正常	180	150	N25	正常	240	320
N13	正常	190	160				

説明変数によって疾患の発症と非発症が完全に決まってしまう場合は、ロジスティック回帰分析は計算不能となります。

完全に判別可能な事例の場合　⇒　D－1例題へ

例題解析結果　C－6－1（2）

――― ロジスティック回帰分析（logistic regression analysis）―――　　［解析結果］

目的変数y　：群（0：正常　　1：動脈硬化症）
説明変数x1：TC（mg/dl）
説明変数x2：TG（mg/dl）

・各変数の基礎統計量

x1：例数＝25　平均値＝224.4　標準偏差＝28.2961　標準誤差＝5.65921
x2：例数＝25　平均値＝207.2　標準偏差＝60.1747　標準誤差＝12.0349
y1：例数＝25　平均値＝0.4　　標準偏差＝0.5　　　標準誤差＝0.1

反応有：コード＝1　例数＝10　　反応無：コード＝1以外　例数＝15

・相関行列（correlation coefficient matrix）

	x1	x2	y1
x1	1	0.499	0.783
x2	0.499	1	0.025
y1	0.783	0.025	1

・全変数を選択した結果（反復回数：11）
　ロジットモデル：$p = 1/\{1+\exp(-\beta 0 - \Sigma \beta j \cdot xj)\}$
　p：$y=1$（反応有）の確率　$\beta 0$：定数　βj：変数xjの偏回帰係数
　偏回帰係数初期値：$\beta 0 = -61.569$　$\beta 1 = 0.335192$　$\beta 2 = -0.074889$

変数	偏回帰係数	標準誤差	オッズ比	標準偏回帰係数	Waldのχ^2	有意確率p値
定数	−448.932	5693.3			0.00621775	0.93715
x1	2.26982	29.6859	9.67765	64.2269	0.00584632	0.939052
x2	−0.340886	6.29705	0.71114	−20.5127	0.00293052	0.956828

変数	偏回帰係数	95%CI 下限	上限	オッズ比	95%CI 下限	上限
定数	−448.932	−11607.6	10709.7			
x1	2.26982	−55.9135	60.4531	9.67765	5.21308e−25	1.79658e+26
x2	−0.340886	−12.6829	12.0011	0.71114	3.10384e−06	162934

対数尤度：回帰$L(\beta) = -5.24827e-05$　定数項$L0 = -16.8253$　飽和$Lf = 0$
擬似寄与率$R^2 = 0.999997$　AIC（赤池の情報量基準）$= 6.0001$

回帰とズレの検定

要因	$(-1)^*$対数尤度	自由度	χ^2値	有意確率p値
回帰	16.8252	2	33.6505	4.93051e−08***
ズレ(LOF)	5.24827e−05	22	0.000104965	1
全体	16.8253	24		

⇒ 偏回帰係数の標準誤差が非常に大きな値となり、偏回帰係数とオッズ比の95%信頼区間が異常な値となっている。これは、計算が発散して不適解になった場合に起こる現象。

> **解説**
>
> リスク評価をしようと、オッズ比を指標としてロジスティック回帰分析を行うことが多々あります。
>
> 生物に関わるデータは指数関数的な動きをするデータが多いので、対数をとるロジスティック回帰分析がよく用いられるのです。
>
> しかし、説明変数によって疾患の発症と非発症が完全に決まってしまうような場合は、例題のようにロジスティック回帰分析は計算不能となる場合があるので、注意が必要です。

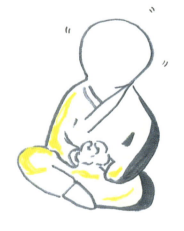

■C-6-2 ロジスティック回帰分析を用いた変数選択の手順
―多重共線性（Multicollinearity）※への対応―

> 原則　単変量解析で変数選択を行う場合、
> 評価指標と変数選択のための統計量は、多変量解析と同じにする。

1. 単変量にてそれぞれ解析を行う。
2. 説明変数（独立変数）をピックアップする。

> ロジスティック回帰の変数選択基準としては、1）ワルドのカイ2乗値が基準値以上であり、2）有意確率p値が基準値以下の場合、変数を取り込む。

3. 目安として15個以内でピックアップした説明変数を全部入れて、stepwise法にて変数選択をすると、数学的に変数が選択されます。
（p値に関係なく、臨床的に重要な項目を投入することが大切）
4. stepwise法で選択された結果より、残った説明変数で解釈を行う。
5. 説明変数（独立変数）を目安として15項目以内で強制投入法を行い、stepwise法と比較検証する。
6. 例えば、単変量では＋、多変量では－となるような多重共線性※が観測された場合、多変量にて＋と－となるそれぞれの因子の「差」がどんな意味になるか検討すると、真の説明変数を見つけることもある。それでも意味が見つからない際には、－の因子を外す。

※相関がある説明変数同士を投入すると、発生する現象。⇒C-3-1を参照のこと

例題　C-6-2　ロジスティック回帰分析による変数選択

例題C-6-1（1）のデータを用いて、ロジスティック回帰式の変数選択を行いたい。

例題解析結果　C-6-2

```
═══ ロジスティック回帰分析(logistic regression analysis) ═══                [解析結果]
目的変数y  ：動脈硬化症（0：無　1：有）
説明変数x1：脂質異常スコア
説明変数x2：性（0：男　1：女）
説明変数x3：年齢（才）

・各変数の基礎統計量

x1：例数＝25    平均値＝1.2      標準偏差＝0.707107    標準誤差＝0.141421
x2：例数＝25    平均値＝0.52     標準偏差＝0.509902    標準誤差＝0.10198
x3：例数＝25    平均値＝41.28    標準偏差＝11.0133     標準誤差＝2.20267
y1：例数＝25    平均値＝0.4      標準偏差＝0.5         標準誤差＝0.1

反応有：コード＝1　例数＝10　反応無：コード＝1以外　例数＝15

・相関行列(correlation coefficient matrix)
```

	x1	x2	x3	y1
x1	1	-0.069	0.009	0.471
x2	-0.069	1	0.151	0.131
x3	0.009	0.151	1	-0.157
y1	0.471	0.131	-0.157	1

・前進的変数増減法（stepwise forward selection method）による変数選択結果
　　取り込み基準：χ^2値≧2　追い出し基準：χ^2値<2　反復回数：5
　　ロジットモデル：$p=1/\{1+\exp(-\beta 0-\Sigma \beta j \cdot xj)\}$
　　p：$y=1$（反応有）の確率　$\beta 0$：定数　βj：変数xjの偏回帰係数

変数	偏回帰係数	標準誤差	オッズ比	標準偏回帰係数	Waldのχ^2	有意確率p値
定数	−2.634	1.18234			4.96304	0.0258947*
x1	1.73219	0.800372	5.65305	1.22485	4.68392	0.0304462*

変数	偏回帰係数	95%CI 下限	上限	オッズ比	95%CI 下限	上限
定数	−2.634	−4.95135	−0.316658			
x1	1.73219	0.163494	3.30089	5.65305	1.17762	27.1369

対数尤度：回帰$L(\beta)=-13.7193$　定数項$L0=-16.8253$　飽和$Lf=-13.3668$
擬似寄与率$R^2=0.898076$　AIC（赤池の情報量基準）$=31.4386$

回帰とズレの検定

要因	$(-1)^*$対数尤度	自由度	χ^2値	有意確率p値
回帰	3.10599	1	6.21198	0.0126888*
ズレ（LOF）	0.352502	1	0.705004	0.401107
全体	3.45849	2		

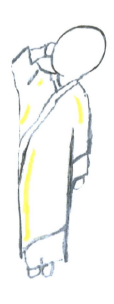

解説

重回帰分析による変数選択は偏F値が2以上であることが基準になっていましたが、ロジスティック回帰分析の変数選択基準としてはp値だけではなく、ワルドのカイ2乗値が基準値以上であることに注意が必要です。

症例数が十分にあり、欠損値もないデータの場合、基本的には、説明変数（独立変数）が目安として15項目以内であれば、すべての変数を同時に投入して、ステップワイズ法による変数選択をすれば良いです。

原因	結果
計量尺度および順序尺度	順序尺度

■C-7　順序ロジスティック回帰分析
―前向き研究用　目的変数が順序尺度のときのロジスティック回帰分析―

動脈硬化症の重症度と脂質異常スコア等

ID No.	動脈硬化症	脂質異常スコア	性別	年齢
1	無	1	男	21
2	無	1	男	30
⋮	⋮	⋮	⋮	⋮
13	軽症	1	女	23
14	軽症	1	男	43
⋮	⋮	⋮	⋮	⋮
30	軽症	3	女	42
31	重症	1	男	24
32	重症	2	女	34
⋮	⋮	⋮	⋮	⋮
44	重症	3	女	58

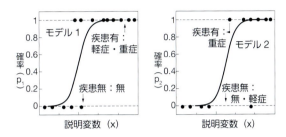

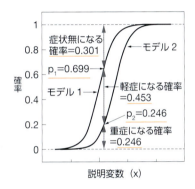

各重症度になる確率（二つのモデルにて）

※順序ロジスティック回帰分析よりも重回帰分析を適用したほうが実用的

	原因				結果
	計量尺度および順序尺度				順序尺度

例題 C-7 順序ロジスティック回帰分析

脂質異常が動脈硬化症のリスクファクターになるかどうかを検討するために、44名の被験者を対象にして動脈硬化症が発症するかどうかを前向きに観察した。被験者の動脈硬化症の発症グレードと、脂質異常のグレードを示すスコア、性、年齢は次表のようになった。

〈表 動脈硬化症の有無と脂質異常スコア等〉

ID No.	動脈硬化症	脂質異常スコア	性	年齢	ID No.	動脈硬化症	脂質異常スコア	性	年齢
N01	無	1	男	21	N23	軽症	2	女	23
N02	無	1	男	30	N24	軽症	2	女	28
N03	無	1	男	37	N25	軽症	2	女	32
N04	無	1	女	24	N26	軽症	2	女	43
N05	無	1	女	56	N27	軽症	3	男	40
N06	無	1	女	58	N28	軽症	3	女	24
N07	無	2	男	46	N29	軽症	3	女	27
N08	無	2	女	24	N30	軽症	3	女	42
N09	無	2	女	38	N31	重症	1	男	20
N10	無	2	女	58	N32	重症	1	男	44
N11	無	3	女	26	N33	重症	1	女	34
N12	無	3	女	41	N34	重症	2	男	35
N13	軽症	1	男	23	N35	重症	2	男	37
N14	軽症	1	男	43	N36	重症	2	女	42
N15	軽症	1	男	47	N37	重症	2	女	51
N16	軽症	1	女	22	N38	重症	3	男	36
N17	軽症	1	女	39	N39	重症	3	男	41
N18	軽症	1	女	52	N40	重症	3	男	51
N19	軽症	1	男	35	N41	重症	3	男	55
N20	軽症	2	男	41	N42	重症	3	女	21
N21	軽症	2	男	45	N43	重症	3	女	35
N22	軽症	2	男	53	N44	重症	3	女	36

例題解析結果　C-7

=== 順序ロジスティック回帰分析 ===　　　　　　　　　　　　　　　　　　　　［解析結果］

目的変数y　：動脈硬化症（1：無　2：軽症　3：重症）
説明変数x1：性（0：男　1：女）
説明変数x2：脂質異常スコア（1-3）
説明変数x3：年齢（才）

○順序1：動脈硬化症（1：無　2：軽症　3：重症）＝1
・各変数の基礎統計量

x1：例数＝12	平均値＝0.666667	標準偏差＝0.492366	標準誤差＝0.142134
x2：例数＝12	平均値＝1.66667	標準偏差＝0.778499	標準誤差＝0.224733
x3：例数＝12	平均値＝38.25	標準偏差＝13.7717	標準誤差＝3.97554

○順序2：動脈硬化症（1：無　2：軽症　3：重症）＝2
・各変数の基礎統計量

x1：例数＝18	平均値＝0.555556	標準偏差＝0.51131	標準誤差＝0.120517
x2：例数＝18	平均値＝1.88889	標準偏差＝0.758395	標準誤差＝0.178755
x3：例数＝18	平均値＝36.6111	標準偏差＝10.1873	標準誤差＝2.40117

○順序3：動脈硬化症（1：無　2：軽症　3：重症）＝3
・各変数の基礎統計量

x1：例数＝14	平均値＝0.428571	標準偏差＝0.513553	標準誤差＝0.137253
x2：例数＝14	平均値＝2.28571	標準偏差＝0.82542	標準誤差＝0.220603
x3：例数＝14	平均値＝38.4286	標準偏差＝10.1581	標準誤差＝2.71486

○全体
・各変数の基礎統計量

x1：例数＝44	平均値＝0.545455	標準偏差＝0.503686	標準誤差＝0.0759336
x2：例数＝44	平均値＝1.88636	標準偏差＝0.753778	標準誤差＝0.113636
x3：例数＝44	平均値＝37.6364	標準偏差＝11.0224	標準誤差＝1.66168
y1：例数＝44	平均値＝2.04545	標準偏差＝0.776233	標準誤差＝0.117021

・相関行列（correlation coefficient matrix）

	x1	x2	x3	y1
x1	1	0.120	－0.114	－0.184
x2	0.120	1	0.001	0.301
x3	－0.114	0.001	1	0.010
y1	－0.184	0.301	0.010	1

この例題の順序ロジスティック回帰分析では二つの回帰直線が求まり（ℓ_1, ℓ_2）、それぞれの定数だけが異なる形になる。

・累積ロジットモデル：$p_k = 1/\{1 + \exp(-\beta_{0k} - \Sigma \beta_j \cdot x_j)\}$　　反復回数：4
p_k：順序（k+1）以上の累積確率　β_{0k}：kの定数　β_j：変数x_jの偏回帰係数

変数	偏回帰係数	標準誤差	オッズ比	標準偏回帰係数	Waldのχ^2	有意確率p値
定数1	0.0845924	1.33833			0.00399517	0.949601
定数2	－1.87488	1.37266			1.8656	0.17198
x1	－0.892357	0.596739	0.409689	－0.449468	2.23619	0.134813
x2	0.835876	0.383019	2.30683	0.673412	4.7626	0.0290845*
x3	－0.00344161	0.0268545	0.996564	－0.0379347	0.0164244	0.898024

変数	偏回帰係数	95%CI 下限	上限	オッズ比	95%CI 下限	上限
定数1	0.0845924	－2.53849	2.70767			
定数2	－1.87488	－4.56525	0.815491			
x1	－0.892357	－2.06194	0.27723	0.409689	0.127207	1.31947
x2	0.835876	0.0851737	1.58658	2.30683	1.08891	4.887
x3	－0.00344161	－0.0560754	0.0491922	0.996564	0.945468	1.05042

対数尤度：回帰L(β)＝－44.4207　定数項L0＝－47.712　飽和Lf＝－1.38629
擬似寄与率R^2＝0.0710469　AIC（赤池の情報量基準）＝96.8414

回帰とズレの検定

要因	（－1）*対数尤度	自由度	χ^2値	有意確率p値
回帰	3.29129	3	6.58259	0.0864617
ズレ(LOF)	43.0344	39	86.0688	2.11596e－0.5***
全体	46.3257	42		

解説

目的変数が順序尺度の場合に、順序ロジスティック回帰分析を用いますが、C－3－1の重回帰分析を適用したほうが実用的です。

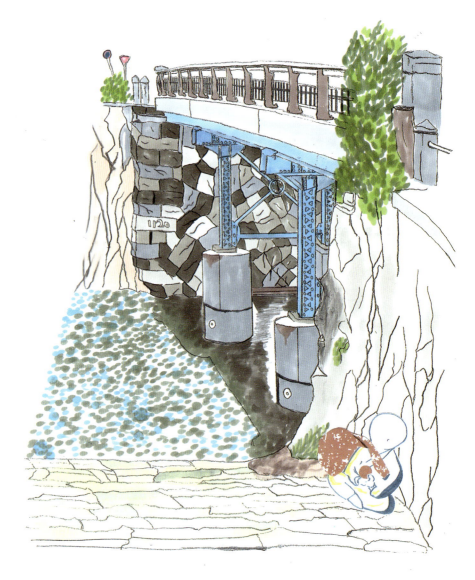

D. 判別

- D−1　判別分析
- D−2　判別分析を用いた変数選択の手順　―多重共線性（Multicollinearity）への対応―
- D−3　診断率に関する評価指標
- D−4　診断項目候補を用いた診断率に関する評価（Ⅰ）
　　　　ROC曲線（Receiver Operating Characteristic Curve）
- D−5　診断項目候補を用いた診断率に関する評価（Ⅱ）
　　　　RCD（Relative Cumulative frequency Distribution）曲線
- D−6　重判別分析　―多群の判別―

解説

診断に関する統計手法というと、ROC曲線と答える研究者が多いのですが、ROCのReceiver Operating Characteristic Curve という英単語を見て、あれ？と思いませんか？

ROCは工学分野のレーダーの信号受信なのか、それともノイズなのかを判別するための技法が応用されたもので、使い勝手が実はあまりよくありません。

診断法の感度・特異度から診断指標を確立する上で、判別分析は重要な統計解析手法と言えます。

診断指標は、リスクを減らすためになるべく漏れがないようにするのか、それとも誤診がないように厳密にするのが良いのか、つまり感度を重視するのか、それとも特異度を重視するのか、求められる診断指標の性格によってそれぞれ短所・長所が出てきます。やはり、医学的な観点から、なにを重視すべきかが最も実用的で重要なことになります。

■D-1　判別分析

原因：**計量尺度**　　結果：**2群（名義尺度）**

多種類のデータに基づいて被験者を特定の群に判別したり、判別に強い影響を及ぼすデータを探索するための手法。

ID No.	群（確定診断）	TC	TG
1	動脈硬化症	220	110
2	動脈硬化症	230	150
3	動脈硬化症	240	150
⋮	⋮	⋮	⋮
11	正常	180	130
12	正常	180	150
⋮	⋮	⋮	⋮
25	正常	240	320

TC；総コレステロール値
TG；トリグリセリド値

TCとTGを用いた診断結果

診断判定	陰性	陽性	計
正常	a	b	a+b
動脈硬化症	c	d	c+d
計	a+c	b+d	N=a+b+c+d

（確定診断）

陽性（Positive）　検査項目の値が境界値（Cutoff Point）以上の場合、疾患と診断
陰性（Negative）　検査項目の値が境界値未満の場合、正常と診断
正診（True）　診断結果が正しいこと
誤診（False）　診断結果が間違っていること

陽性尤度比（Positive likelihood ratio）　真陽性確率と偽陽性確率の比（値が大きいほど診断指標として有用）

陰性尤度比（Negative likelihood ratio）　真陰性確率と偽陰性確率の比（値が小さいほど診断指標として有用）

TCとTGの群別散布図

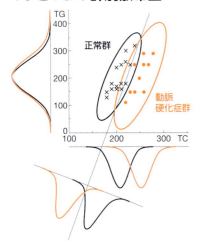

判別関数　群を判別するための判別スコアを求める式
$$z = a_0 + a_1 x_1 + \cdots + a_p x_p$$

判別係数 $a_1 \sim a_p$　　**定数 a_0**

判別スコアZ　Z＞0；群1と判別
　　　　　　　　Z＜0；群2と判別
　　　　　　　　Z＝0；判別は保留

標準誤差　判別係数の標準誤差

標準判別係数　各説明変数が目的変数に与える影響の強さを比較するときの指標

判別効率（Mahalanobisの汎距離）　変数同士の相関を考慮した2群のプロットの重心間の距離

HotellingのT²検定　2群のプロットの重心が重なっているかどうかの検定。この検定で有意ではない場合、2群のプロットがほぼ重なっており、判別は不可能となる

誤判別確率　判別関数を用いて全例を判別したときの誤判別率。正診率＝（1－誤判別確率）

解説

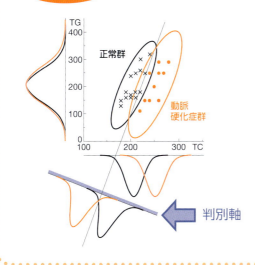

Y軸に投影すると、まったく二つの群に差は認められず、X軸に投影すると、二つの群は重なって、完全に二つに分けて判別することは難しいと思えてしまいます。

しかし、左図のように、判別軸が見つかれば、キレイに二つの群を分けて判別することができるのです。

判別分析は、この判別軸を探し出す作業をしていると言えるでしょう。

例題 D-1 判別分析

検査項目の総コレステロール値（TC）とトリグリセリド値（TG）の血中濃度の値から、**被験者が疾患かどうかを判断したい**。または、この二つの検査項目が疾患の診断に寄与するかどうかを検討したい。

〈表　動脈硬化症患者と正常者の TC と TG〉

ID No.	群	TC	TG	ID No.	群	TC	TG
N01	動脈硬化症	220	110	N14	正常	190	180
N02	動脈硬化症	230	150	N15	正常	200	160
N03	動脈硬化症	240	150	N16	正常	200	170
N04	動脈硬化症	240	250	N17	正常	200	240
N05	動脈硬化症	250	200	N18	正常	210	160
N06	動脈硬化症	260	150	N19	正常	210	180
N07	動脈硬化症	260	250	N20	正常	210	250
N08	動脈硬化症	260	290	N21	正常	220	180
N09	動脈硬化症	270	250	N22	正常	220	260
N10	動脈硬化症	280	290	N23	正常	220	300
N11	正常	180	130	N24	正常	230	250
N12	正常	180	150	N25	正常	240	320
N13	正常	190	160				

例題解析結果　D-1

=== 判別分析(discriminant analysis) ===　　　　　　　　　　　　　　　　　　　　　　　　　［解析結果］

判別項目：群(0：正常　1：動脈硬化症)
変数 x1　：TC (mg/dl)
変数 x2　：TG (mg/dl)

○群1：群(0：正常　1：動脈硬化症)＝1
・各変数の基礎統計量

x1：例数＝10　　平均値＝251　　　　標準偏差＝18.5293　　　標準誤差＝5.85947
x2：例数＝10　　平均値＝209　　　　標準偏差＝65.3962　　　標準誤差＝20.6801

○群2：群(0：正常　1：動脈硬化症)＝0
・各変数の基礎統計量

x1：例数＝15　　平均値＝206.667　　標準偏差＝17.5933　　　標準誤差＝4.54257
x2：例数＝15　　平均値＝206　　　　標準偏差＝58.7732　　　標準誤差＝15.1752

○全体の共通相関行列

	x1	x2
x1	1	0.772
x2	0.772	1

・全変数を選択した結果

変数	判別係数	標準誤差	exp(判別係数)	標準判別係数	偏F値	有意確率p値
定数	−61.1636					
x1	0.335192	0.0365878	1.39821	6.02184	83.9292	5.79687e−09 ***
x2	−0.074889	0.0172048	0.927846	−4.60192	18.9469	0.000254845 ***

変数	判別係数	95%CI 下限	上限	exp(判別係数)	95%CI 下限	上限
x1	0.335192	0.259313	0.41107	1.39821	1.29604	1.50843
x2	−0.074889	−0.110569	−0.0392085	0.927846	0.895324	0.96155

・Hotelling の T^2 検定　T^2＝87.813
　F＝41.9975　第1自由度＝2　第2自由度＝22　有意確率p＝3.0797e−08 ***
・判別効率(Mahalanobis の汎距離) D^2＝14.6355　相関比 η^2＝0.792443
　D/2(正規分布z値)＝1.91282　誤判別確率p＝0.0278856 (判別確率1−p＝0.972114)

■D-2 判別分析を用いた変数選択の手順

―多重共線性（Multicollinearity）※への対応―

> 原則　単変量解析で変数選択を行う場合、
> 　　　**評価指標**と変数選択のための**統計量**は、多変量解析と同じにする。

1. 単変量にてそれぞれ解析を行う。
2. 説明変数（独立変数）をピックアップする。

> 判別分析の変数選択基準としては　1）偏F値が基準値以上であり、2）有意確率p値が基準値以下の場合、変数を取り込む。

3. 目安として15個以内でピックアップした説明変数を全部入れて、stepwise法にて変数選択をすると、数学的に変数が選択されます。（p値に関係なく、臨床的に重要な項目を投入することが大切）
4. stepwise法で選択された結果より、残った説明変数で解釈を行う。
5. 説明変数（独立変数）を目安として15項目以内で強制投入法を行い、stepwise法と比較検討する。
6. 例えば、単変量では＋、多変量では－になるような**多重共線性**※が観測された場合、多変量にて＋と－となるそれぞれの因子の「差」がどんな意味になるか検討すると、真の説明変数が見つかることもある。それでも意味が見つからない際には、－の因子を外す。

※相関がある説明変数同士を投入すると、発生する現象。⇒C－3－1を参照のこと

解説

変数選択をする際、症例数が十分にあり、欠損値もないデータの場合には、基本的には、説明変数（独立変数）が目安として15項目以内であれば、すべての変数を同時に投入して、ステップワイズ法による変数選択をすれば良いです。

三つの変数選択を、本書では取り上げています。ここで、それぞれの基準について、おさらいしましょう。

重回帰分析による変数選択では、偏F値が2以上であることが基準になっていました。

ロジスティック回帰分析の変数選択基準としてはp値だけではなく、ワルドのカイ2乗値が基準値以上であることが基準になっていました。

そして、この章の判別分析による変数選択ですが、偏F値が基準値以上であり、有意確率p値が基準値以下の場合、変数を取り込むので注意が必要です。

偏F値など、見慣れない用語が多数出てくるので、それぞれの指標がどんな意味合いなのかを、毎回、巻末の「索引」を用いて解説してあるページを開き、よく読んで理解を深めると良いでしょう。

例題 D−2 判別分析による変数選択

例題D−1のデータを用いて、できるだけ少ない変数で、できるだけ効率的に群を判別できる、簡便で実用的な判別関数を組み立てるための変数選択を行いたい。

例題解析結果 D−2

=== 判別分析(discriminant analysis) ===　　　　　　　　　　　　　　　　　　　　[解析結果]
判別項目：群(0：正常　1：動脈硬化症)
変数x1：TC (mg/dl)
変数x2：TG (mg/dl)

○群1：群(0：正常、1：動脈硬化症)＝1
・各変数の基礎統計量

x1：例数＝10	平均値＝251	標準偏差＝18.5293	標準誤差＝5.85947
x2：例数＝10	平均値＝209	標準偏差＝65.3962	標準誤差＝20.6801

○群2：群(0：正常、1：動脈硬化症)＝0
・各変数の基礎統計量

x1：例数＝15	平均値＝206.667	標準偏差＝17.5933	標準誤差＝4.54257
x2：例数＝15	平均値＝206	標準偏差＝58.7732	標準誤差＝15.1752

○全体の共通相関行列

	x1	x2
x1	1	0.772
x2	0.772	1

・前進的変数増減法(stepwise forward selection method)による変数選択結果
　取り込み基準：偏F値≧Fin＝2　追い出し基準：偏F値＜Fout＝2

変数	判別係数	標準誤差	exp(判別係数)	標準判別係数	偏F値	有意確率p値
定数	−61.1636					
x1	0.335192	0.0365878	1.39821	6.02184	83.9292	5.79687e−09 ***
x2	−0.074889	0.0172048	0.927846	−4.60192	18.9469	0.000254845 ***

変数	判別係数	95%CI 下限	上限	exp(判別係数)	95%CI 下限	上限
x1	0.335192	0.259313	0.41107	1.39821	1.29604	1.50843
x2	−0.074889	−0.110569	−0.0392085	0.927846	0.895324	0.96155

・HotellingのT^2検定　T^2＝87.813
　F＝41.9975　第1自由度＝2　第2自由度＝22　有意確率p＝3.0797e−08 ***
・判別効率(Mahalanobisの汎距離)　D^2＝14.6355　相関比 η^2＝0.792443
　D/2(正規分布z値)＝1.91282　誤判別確率p＝0.0278856 (判別確率1−p＝0.972114)

■D-3 診断率に関する評価指標

バイオマーカー等を用いた診断による

感度（Sensitivity）　感度が高ければ、見落としが少ないとの考え方（広く拾う）
特異度（Specificity）　特異度が低ければ、健常者でも陽性になる確率が高い（診断の鋭敏さを示す）

陽性的中率（PPV；Positive Predictive Value）　→診断法で陽性のヒトが確定診断で陽性
（陽性予測値）　　　　　　　　　　　　　　　　　　になる割合

陰性的中率（NPV；Negative Predictive Value）　→診断法で陰性のヒトが確定診断で陰性
（陰性予測値）　　　　　　　　　　　　　　　　　　になる割合

正診率（Accuracy）　正診の確率

	診断結果		
診断判定	陰性	陽性	計
健常	a	b	a+b
疾病あり	c	d	c+d
計	a+c	b+d	N=a+b+c+d

（確定診断）

別途行われたGold Standard
による診断　⇒
（患者負荷の大きい診断）

感度＝(d/(c+d))　　有病率(Pr；Prevalence rate)・感度・特異度からPPV、NPVを求める
特異度＝(a/(a+b))　PPV＝(Pr×感度)/((Pr×感度)+(1-Pr)×(1-特異度))
正診率＝((a+d)/N)　NPV＝((1-Pr)×特異度)/(Pr×(1-感度)+(1-Pr)×特異度)
実際の有病率Prが(a+b)/Nと同じ値になる場合は、PPV＝(d/(b+d))、NPV＝(a/(a+c))となる。

■D-4 診断項目候補を用いた診断率に関する評価（Ⅰ）
ROC曲線（Receiver Operating Characteristic Curve）

診断法の感度・特異度の状況を確認する曲線

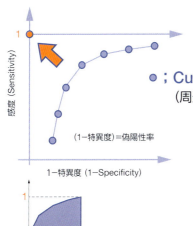

(0, 1)の点に近づけば近づくほど、良い診断法ということがわかるグラフ表示のこと。ただし、ROC曲線はその研究のみで観測された、あくまでも「参考値」であることに注意。

● ；Cutoff Point（感度、1-特異度）の候補ポイント。
（周辺度数を固定し、度数を一つずつずらしてプロットしていく）

	診断判定結果		
診断判定	陰性	陽性	計
健常	a	b	a+b
疾病あり	c	d	c+d
計	a+c	b+d	N

（確定診断）

感度＝(d/(c+d))
特異度＝(a/(a+b))　　周辺度数

AUC；Area Under the Curve
　　AUCは一つの指標として、1≧AUC≧0.5　⇒1に近づくほどベスト。
AUCは、「疾患群のデータのほうが正常群のデータよりも大きい（または小さい）確率」であり、Mann-WhitneyのU検定における勝率＝U／(群1の例数×群2の例数) に相当します。ちなみに、UはUpperで勝ち数を表します。

■ D-5　診断項目候補を用いた診断率に関する評価（Ⅱ）
RCD（Relative Cumulative frequency Distribution）曲線

相対累積度数分布法を用いた境界値（Cutoff Point）の推定が可能な、診断法の感度・特異度の状況を確認する曲線

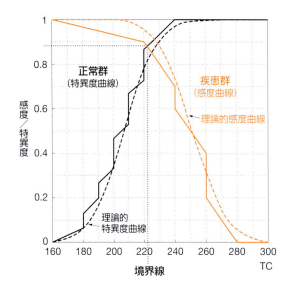

特異度曲線
　横軸に測定値（図ではTCの値）、縦軸に相対度数（度数の割合）について、正常群の相対累積度数（累積度数を群の例数で割った値）をプロットしたもの。

感度曲線
　横軸に測定値（図ではTCの値）、縦軸に相対度数（度数の割合）について、疾患群の相対逆累積度数（相対累積度数分布を上下逆さまにひっくり返したもの）をプロットしたもの。

境界値（Cutoff Point）
　特異度曲線と感度曲線の交点が、境界値の推定値となる。感度優先か特異度を優先すべきかは、実用上の医学的な判断にて最適境界値を決定する。

解説

昔の統計解析では、RCD（Relative Cumulative frequency Distribution）曲線を用いた論文文献が見受けられるのですが、市販の統計解析ソフトウェアにてこのRCD曲線をカバーしているものはほとんどありません。

このように、時代の流行り廃りがあるようです。ただし、RCD曲線だと、境界値が一目瞭然で使いやすいと思います。

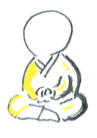

例題　D−3　診断率に関する評価指標
例題　D−4　診断項目候補を用いた診断率に関する評価（Ⅰ）
例題　D−5　診断項目候補を用いた診断率に関する評価（Ⅱ）

疾患Aを確定診断する際には、各種検査が必要となるため、費用と時間がかかり、患者さんへの負担が大きい。そこで、簡便で安価に測定できる診断項目候補に注目し、その診断率について評価を行うために、疾患A群と正常群において診断項目候補の値を測定し、次表の結果を得た。

ID No.	確定診断	診断項目値	ID No.	確定診断	診断項目値	ID No.	確定診断	診断項目値
P001	疾患有り	73.690	P026	疾患有り	71.783	P051	正常	47.884
P002	疾患有り	87.259	P027	正常	69.616	P052	正常	60.376
P003	疾患有り	84.817	P028	正常	86.111	P053	正常	63.467
P004	疾患有り	80.071	P029	正常	69.326	P054	正常	56.246
P005	疾患有り	68.385	P030	正常	83.114	P055	正常	65.136
P006	疾患有り	92.071	P031	正常	51.244	P056	正常	55.479
P007	疾患有り	97.513	P032	正常	39.307	P057	正常	63.645
P008	疾患有り	103.387	P033	正常	61.346	P058	正常	62.843
P009	疾患有り	88.453	P034	正常	47.887	P059	正常	55.631
P010	疾患有り	75.667	P035	正常	42.623	P060	正常	71.615
P011	疾患有り	92.642	P036	正常	54.476	P061	正常	61.619
P012	疾患有り	74.595	P037	正常	68.766	P062	正常	67.996
P013	疾患有り	89.928	P038	正常	58.573	P063	正常	78.654
P014	疾患有り	93.220	P039	正常	73.408	P064	正常	45.585
P015	疾患有り	89.919	P040	正常	52.859	P065	正常	47.121
P016	疾患有り	70.673	P041	正常	58.049	P066	正常	47.944
P017	疾患有り	67.062	P042	正常	67.927	P067	正常	52.888
P018	疾患有り	69.606	P043	正常	67.163	P068	正常	86.505
P019	疾患有り	90.947	P044	正常	58.591	P069	正常	55.409
P020	疾患有り	74.787	P045	正常	74.462	P070	正常	75.437
P021	疾患有り	69.964	P046	正常	49.957	P071	正常	88.267
P022	疾患有り	76.617	P047	正常	53.028	P072	正常	66.127
P023	疾患有り	99.318	P048	正常	58.925	P073	正常	65.698
P024	疾患有り	68.459	P049	正常	55.985	P074	正常	72.839
P025	疾患有り	65.261	P050	正常	57.723	P075	正常	49.648

例題解析結果　D-3、4、5

=== ROC解析（Receiver Operating Characteristic analysis）===　　　　　　　　　　　［解析結果］
群項目　：確定診断による判定
集計項目：診断項目値

群1（疾患群）：コード＝1　True-Positive＝22例　False-Negative＝4例
例数＝26　　平均値＝81.3886　　標準偏差＝11.4256　　標準誤差＝2.24074
群2（正常群）：コード＝0　False-Positive＝11例　True-Negative＝38例
例数＝49　　平均値＝61.7256　　標準偏差＝11.6624　　標準誤差＝1.66605

境界値＝69.607以上を群1と診断した場合（ROC曲線最適点）
感度（sensitivity）＝0.846154（22/26）（95％CI：0.651321－0.956437）
特異度（specificity）＝0.77551（38/49）（95％CI：0.633757－0.882257）
正診率（accuracy）＝0.8（60/75）（95％CI：0.691674－0.883518）
陽性尤度比（LR＋）＝3.76923（95％CI：2.18423－6.50441）
陰性尤度比（LR－）＝0.198381（95％CI：0.0795379－0.494793）
陽性予測値（PPV）＝0.666667（95％CI：0.536818－0.775348）（群1の事前確率＝0.346667）
陰性予測値（NPV）＝0.904762（95％CI：0.792052－0.959505）（群2の事前確率＝0.653333）
リスク比（RR）＝7（95％CI：2.5815－19.1469）（群1の事前確率＝0.346667）

ROC曲線のAUC＝0.892465（95％CI：0.823744－0.961185）　　　　標準誤差＝0.0350623
Mann-WhitneyのU値＝1137（＝AUC×26×49）（95％CI：960.945－1274）
正規分布z＝5.56633　　有意確率p＝2.60157e－08＊＊＊

理論境界値＝71.81　　感度＝0.799084　　特異度＝0.806397
理論ROC曲線のAUC＝0.885776（95％CI：0.806965－0.964586）　　　標準誤差＝0.0402102
判別効率（Mahalanobisの汎距離）：D^2＝2.90099　　$D/\sqrt{2}$＝1.20436（AUC計算用）
D/2（正規分布z値）＝0.851614　　誤判別確率：p＝0.197214（判別確率：1－p＝0.802786）
Welchの検定：t＝7.04202　　自由度＝52　　p＝4.24096e－09＊＊＊
平均値の差の95％CI＝19.6631±5.60306（14.0600－25.2661）

（例題解析結果　D-4、5）

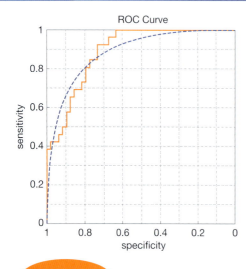
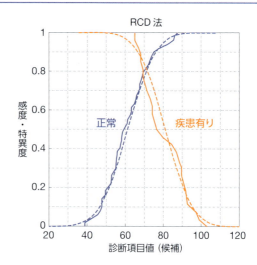

解説

左図（ROC Curve）の横軸は、（1－Specificity（特異度））が基本。上の図では、刻み方を反転させているのでSpecificityとなっています。

■D-6 重判別分析
―多群の判別―

原因: **計量尺度**　結果: **多群（名義尺度）**

〈疾患の複数タイプとバイオマーカーによる判別〉

ID No.	確定診断(群)	検査項目1	検査項目2	検査項目3	検査項目4	検査項目5
N01	正常	0	2	2	4	3
⋮	⋮	⋮	⋮	⋮	⋮	⋮
N10	正常	1	7	8	5	5
A01	疾患A	0	2	2	3	4
⋮	⋮	⋮	⋮	⋮	⋮	⋮
A15	疾患A	2	7	8	5	5
B01	疾患B	0	2	2	3	4
⋮	⋮	⋮	⋮	⋮	⋮	⋮
B11	疾患B	1	7	6	5	8

併発しない独立した疾患タイプに適用

重判別分析は正準判別分析とも呼ばれ、この手法で求められた判別軸を重判別軸、または正準軸という。

同様に、重判別関数は正準判別関数とも呼ばれ、この関数により求まる判別スコアを、重判別スコア、または正準判別スコアという。

解析　それぞれの解析手法の解説

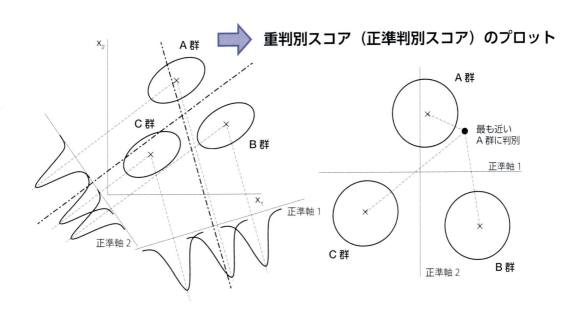

重判別スコア（正準判別スコア）のプロット

重判別分析の概念図

2群の重なりが最も小さくなる重判別軸（正準軸）を計算して、最終的には（群数－1）個の重判別軸を見つけ出し、重判別軸の数だけ判別スコアを計算します。

被験者を判別するためには、（群数－1）個の判別スコアを計算して、各群の重心との距離を計算して、最小となる群に判別します。

解説

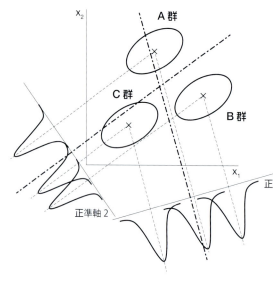

判別分析と同様に、重判別分析でも、正準軸を探しています。

X_1軸に投影しても、まったく三つの群に差は認められず、X_2軸に投影しても、三つの群は重なって、完全に三つに分けて判別することは難しいかなと、つい思えてしまいます。

しかし、左図のように、正準軸が見つかれば、キレイに群を分けて判別することができるのです。

三群のときには正準軸が二つあり、このように群が増えれば（群数－1）の軸が生まれて判別することになるのです。

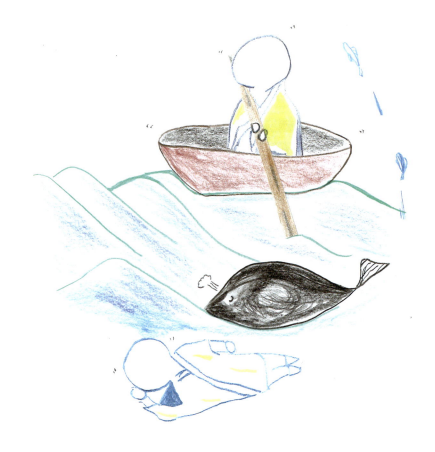

例題 D-6 重判別分析

5種類の検査項目（計量値）を測定したところ、次表のようになったとします。
「正常」、「疾患A」、「疾患B」の3群について判別したい。

〈疾患の複数タイプとバイオマーカーによる判別〉

ID No.	確定診断（群）	検査項目1	検査項目2	検査項目3	検査項目4	検査項目5
N01	正常	0	2	2	4	3
N02	正常	0	3	3	5	5
N03	正常	1	4	3	3	2
N04	正常	2	4	5	4	2
N05	正常	0	5	4	3	3
N06	正常	1	6	3	3	6
N07	正常	0	6	5	6	6
N08	正常	2	6	6	4	4
N09	正常	0	7	5	7	4
N10	正常	0	8	6	2	5
A01	疾患A	0	1	3	6	5
A02	疾患A	1	1	4	4	4
A03	疾患A	0	2	3	1	3
A04	疾患A	0	2	5	7	5
A05	疾患A	2	3	4	5	8
A06	疾患A	0	3	5	3	1
A07	疾患A	2	3	6	2	3
A08	疾患A	0	4	4	2	3
A09	疾患A	0	4	5	4	6
A10	疾患A	1	4	6	3	2
A11	疾患A	0	5	5	6	4
A12	疾患A	0	5	6	4	7
A13	疾患A	1	5	7	3	1
A14	疾患A	0	6	7	3	6
A15	疾患A	0	7	8	5	5
B01	疾患B	0	2	2	3	4
B02	疾患B	1	2	4	6	7
B03	疾患B	0	3	3	4	3
B04	疾患B	0	3	4	6	5
B05	疾患B	0	4	4	7	6
B06	疾患B	2	4	4	3	2
B07	疾患B	0	4	5	8	6
B08	疾患B	0	5	3	6	7
B09	疾患B	0	5	4	4	3
B10	疾患B	0	6	5	6	5
B11	疾患B	1	7	6	5	8
B12	疾患B	0	7	7	5	4

例題解析結果 D-6

=== 重判別分析(multiple discriminant analysis, 正準判別分析) ===　　　　　　　　　　[解析結果]

判別項目：確定診断(0：正常　1：疾患A　2：疾患B)

変数x1：x1　　変数x2：x2　　変数x3：x3　　変数x4：x4　　変数x5：x5

○群1：確定診断(0：正常　1：疾患A　2：疾患B)＝0
・各変数の基礎統計量

x1：例数＝10	平均値＝0.6	標準偏差＝0.843274	標準誤差＝0.266667
x2：例数＝10	平均値＝5.1	標準偏差＝1.85293	標準誤差＝0.585947
x3：例数＝10	平均値＝4.2	標準偏差＝1.39841	標準誤差＝0.442217
x4：例数＝10	平均値＝4.1	標準偏差＝1.52388	標準誤差＝0.481894
x5：例数＝10	平均値＝4	標準偏差＝1.49071	標準誤差＝0.471405

○群2：確定診断(0：正常　1：疾患A　2：疾患B)＝1
・各変数の基礎統計量

x1：例数＝15	平均値＝0.466667	標準偏差＝0.743223	標準誤差＝0.191899
x2：例数＝15	平均値＝3.66667	標準偏差＝1.75933	標準誤差＝0.454257
x3：例数＝15	平均値＝5.2	標準偏差＝1.47358	標準誤差＝0.380476
x4：例数＝15	平均値＝3.86667	標準偏差＝1.68466	標準誤差＝0.434979
x5：例数＝15	平均値＝4.2	標準偏差＝2.07709	標準誤差＝0.536301

○群3：確定診断(0：正常　1：疾患A　2：疾患B)＝2
・各変数の基礎統計量

x1：例数＝12	平均値＝0.333333	標準偏差＝0.651339	標準誤差＝0.188025
x2：例数＝12	平均値＝4.33333	標準偏差＝1.72328	標準誤差＝0.497468
x3：例数＝12	平均値＝4.25	標準偏差＝1.3568	標準誤差＝0.391675
x4：例数＝12	平均値＝5.25	標準偏差＝1.54479	標準誤差＝0.445941
x5：例数＝12	平均値＝5	標準偏差＝1.85864	標準誤差＝0.536543

○全体
・各変数の基礎統計量

x1：例数＝37	平均値＝0.459459	標準偏差＝0.730091	標準誤差＝0.120026
x2：例数＝37	平均値＝4.27027	標準偏差＝1.82039	標準誤差＝0.29927
x3：例数＝37	平均値＝4.62162	標準偏差＝1.45967	標準誤差＝0.239968
x4：例数＝37	平均値＝4.37838	標準偏差＝1.67251	標準誤差＝0.274959
x5：例数＝37	平均値＝4.40541	標準偏差＝1.86279	標準誤差＝0.30624

・群内相関行列(Within)

	x1	x2	x3	x4	x5
x1	1	−0.103	0.123	−0.239	−0.114
x2	−0.103	1	0.794	0.002	0.204
x3	0.123	0.7941	1	0.110	0.071
x4	−0.239	0.002	0.110	1	0.477
x5	−0.114	0.204	0.071	0.477	1

・重判別分析計算結果

正準軸	固有値	累積固有値	寄与率	累積寄与率
z1	1.861	1.861	0.927716	0.927716
z2	0.145002	2.006	0.072284	1

・正準判別スコア計算用係数

変数	正準軸1	正準軸2
定数	0.4032238	−1.7750462
x 1	0.7327189	−0.2887670
x 2	1.0384614	−0.2208574
x 3	−1.2873219	0.0380198
x 4	0.4419487	0.4348566
x 5	−0.2632886	0.1750495

・標準正準係数

変数	正準軸1	正準軸2
定数	0.0000000	0.0000000
x 1	0.5448499	−0.2147272
x 2	1.8413645	−0.3916168
x 3	−1.8238917	0.0538668
x 4	0.7064812	0.6951441
x 5	−0.4913245	0.3266609

・正準判別スコア z_1

群1：例数＝10	平均値＝1.49109	標準偏差＝1.04709	標準誤差＝0.33112
群2：例数＝15	平均値＝−1.53817	標準偏差＝0.954243	標準誤差＝0.246385
群3：例数＝12	平均値＝0.680132	標準偏差＝1.01732	標準誤差＝0.293674
全体：例数＝37	平均値＝0	標準偏差＝1.64379	標準誤差＝0.270238

・正準判別スコア z_2

群1：例数＝10	平均値＝−0.431886	標準偏差＝0.885161	標準誤差＝0.279912
群2：例数＝15	平均値＝−0.105258	標準偏差＝1.05649	標準誤差＝0.272785
群3：例数＝12	平均値＝0.491478	標準偏差＝1.01453	標準誤差＝0.292869
全体：例数＝37	平均値＝0	標準偏差＝1.0399	標準誤差＝0.170958

・正準判別スコアによる判別結果（ユークリッド平方距離が最短の群）

群＼判別	群1（　％　）	群2（　％　）	群3（　％　）	合計（　％　）
群1	7（ 70.0）	0（ 0.0）	3（ 30.0）	10（100.0）
群2	0（ 0.0）	13（ 86.7）	2（ 13.3）	15（100.0）
群3	3（ 25.0）	1（ 8.3）	8（ 66.7）	12（100.0）
合計	10（ 27.0）	14（ 37.8）	13（ 35.1）	37（100.0）

全体の判別率＝75.6757%（28/37）

・WilksのΛ（ラムダ統計量）＝0.305265　　相関比 η^2 ＝0.694735
　F＝4.85958　　第1自由度＝10　　第2自由度＝60　　有意確率p＝4.08477e−05 ***

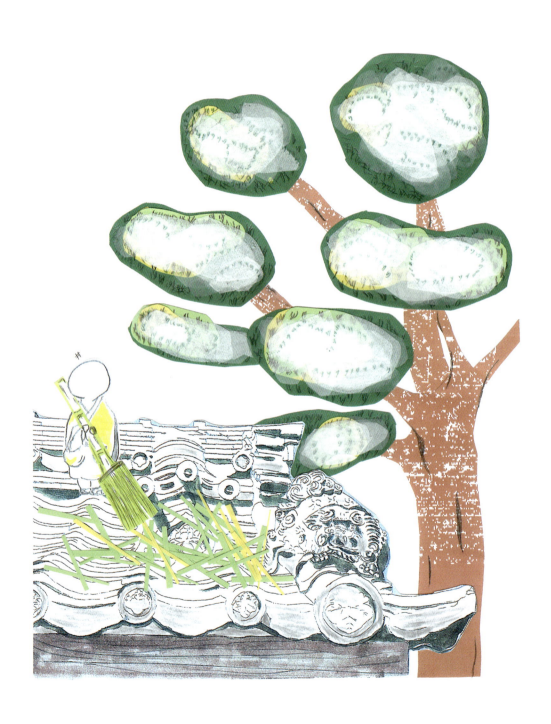

E. 生存時間解析

- E－1　Kaplan-Meier法
- E－2　Log-Rank検定
- E－3　Coxの比例ハザードモデル
　　　　　―対数ハザード比を目的変数にした重回帰型生存時間解析―

解説

死亡といった不可逆的なEvent（や疾患の再発など、再発が繰り返し起き得るEvent）が発生するまでを観測して、対象患者の予後（正確な生存率等）を予測する手法が生存時間解析です。

ここで、ハザードとリスクの違いをもう一度、理解しておきましょう。

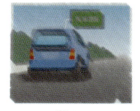
図A

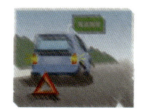
図B

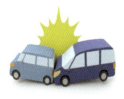
図C

図を見てみてください。あなたは土砂降りの中、高速道路を車で走っています。「あっ」、前方に車が停車しているようです！　このとき、図Aと図Bの、どちらが図Cになる危険性が高いと思いますか？ほとんどの人が図Aのほうが危険だと感じますよね。

これを図Aのハザードは図Bのハザードより高い、と表現します。

ハザードとは、瞬間的に発生するもの。それに対して、仮に図A、図Bの状態にある車がたくさんあったとして、ある一定期間、例えば今から8時間という期間について観測したとき、そのうち何台が実際に事故を起こすか、その事故発生割合のことをリスクといいます。

つまり、ハザードとリスクとの違いは、ハザードが図Aと図Bのシチュエーションそれ自体が潜在的に持っている危険性の大きさを表すのに対して、リスクは、そのハザードにさらされている状態で一定期間観測したときに具体的にどれだけ事故が起きるか、割合で表したものを指します。

言葉で表現すれば、**「図のようにハザード h_A、h_B の状態にある車が、8時間後に事故を起こすリスクは r_A、r_B である」** となります。

E 生存時間解析

死亡や疾患の再発といったEventが発生するまでを観測し続けるのが原則。
ある患者の予後（正確な生存率等）を予測する手法。

原因：**多時期の名義尺度**　結果：**名義尺度**

■ E-1 Kaplan-Meier法

脱落　試験期間が終了する前に偶発的な出来事で観測を中止すること

打ち切り　試験期間が終了したため生存中であるにもかかわらず観測を打ち切ること

腫瘍患者の生存率

ID No.	手術法	観測期間（月）	Event
1	A	4	脱落
2	A	5	死亡
⋮	⋮	⋮	⋮
12	A	56	打ち切り
13	B	2	死亡
⋮	⋮	⋮	⋮
22	B	35	死亡

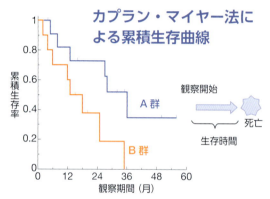

カプラン・マイヤー法による累積生存曲線

瞬間生存率　Event発生時の生存率。ここで脱落や打ち切りの場合、生存数と観測数は同じとして扱い、累積生存率は変わらない

解説

Event（死亡や再発）を観察したいのですが、現場では脱落（Dropout）や打ち切り（Censoring）といった事態が発生しています。

脱落した時点や打ち切りした時点では、被験者は生存していますよね。ちゃんとその時点では生存しているという要素を反映した解析に、生存時間解析では考慮されています。

生存時間解析では、次ページに出てくる平均瞬間死亡率がハザードであり、累積死亡率がリスクにあたります。

なんとなく、保険分野のほうが、ハザードやリスクに詳しい感じがしますね……。

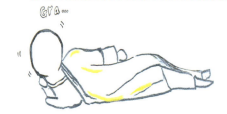

原因	結果
多時期の名義尺度	名義尺度

■E-2 Log-Rank検定

生存率を比較する手法の総称。または、コックス・マンテルの検定を近似した簡便手法を指す

⇒ **コックス・マンテルの検定** 　死亡例と脱落例が発生する度に2×2分割表を作成し、**瞬間死亡率の差**を比較するノンパラメトリック手法

⇒ **一般化Wilcoxonの2標本検定** 　脱落例を考慮して、生存時間に順位をつけ、その順位平均を2群間で比較するノンパラメトリック手法

ハザード 　死亡のしやすさ。小さいほうがうれしい

50％生存時間（MST；Median Survival Time） 　累積生存率が50％となるときの時間

平均瞬間死亡率 　観測期間全体に渡る瞬間死亡率の平均値

交互作用（異質性）の検定 　群と瞬間死亡率との交互作用の検定（2群の瞬間死亡率の差が**時期によって異なっている**かどうかの検定⇒2群の累積生存率曲線が非平行性かどうかの検定）

> コックス・マンテルの検定とそれを近似したログランク検定では、2群の瞬間死亡率の差が時期によって変化しないという前提で計算⇒交互作用がある場合（非平行の場合）、結果の信頼性が低くなる

ハザード比 　2群の瞬間死亡率の比
コックス・マンテルの検定とそれを近似したログランク検定では、2群の瞬間死亡率が一定と仮定したときの瞬間死亡率の比となる

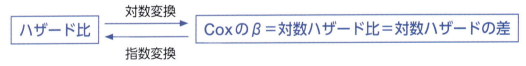

生存関数（Survival Function）

S(t) 　時間tまで生存する確率（生存曲線とも呼ばれる）　　　S(t) = Pr(tまで生存)

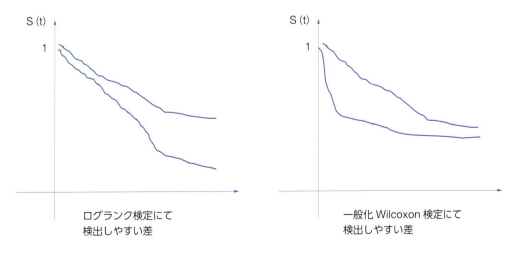

ログランク検定にて検出しやすい差　　　　一般化Wilcoxon検定にて検出しやすい差

比例ハザード性　コックス・マンテルの検定とそれを近似したログランク検定での2群の瞬間死亡率が一定であるかないか？　つまり、前提条件が成立しているか否か（比例ハザード性）が、問われることがある

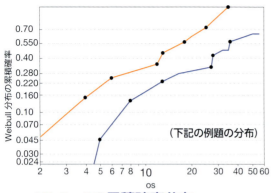

Weibullの累積確率分布

二つの群がクロスすることなく、平行であれば、比例ハザード性は破綻しておらず、問題なし

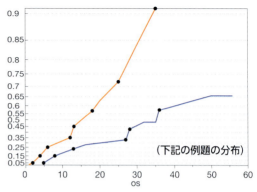

指数分布の累積確率

二つの群が観察期間でクロスすることなく、指数分布的（上図で直線性が見える）であれば、比例ハザード性は破綻しておらず、問題なし

⇒ **交互作用（異質性）の検定**　上記の平行性については、「交互作用（異質性）の検定」を行って検定し、比例ハザード性を確認します

例題　E−1　Kaplan-Meier法による生存時間解析
例題　E−2　Log-Rank検定

ある疾患に対して二つの手術法がある。
患者の予後（生存率等）を予想するのと、生存率について、二つの手術法を比較したい。

〈表　腫瘍患者の術後生存期間〉

ID No.	手術法	観測期間（月）	event	ID No.	手術法	観測期間（月）	event
1	A	4	脱落	12	A	56	打ち切り
2	A	5	死亡	13	B	2	死亡
3	A	8	死亡	14	B	4	死亡
4	A	13	死亡	15	B	6	死亡
5	A	16	打ち切り	16	B	12	死亡
6	A	27	死亡	17	B	13	死亡
7	A	28	死亡	18	B	15	打ち切り
8	A	32	打ち切り	19	B	18	死亡
9	A	35	打ち切り	20	B	20	脱落
10	A	36	死亡	21	B	25	死亡
11	A	50	打ち切り	22	B	35	死亡

例題解析結果　E-1

=== 生命表解析（life table analysis）===　　　　　　　　　　　　　　　　　　　　　　　[解析結果]
群項目　　：群（A、B）
期間項目　：観察期間（月）
転帰項目　：転帰（0：死亡、1：生存）

○Kaplan-Meier法による累積生存率　　死亡コード：0　　＋：打ち切り　　（＋）：脱落

・群1：群（A、B）＝A

番号	ケース番号	生存期間（転帰）	生存例数／観測例数	累積生存率	標準誤差
1	1	4 (+)	(12/12)	1	0
2	6	5	10/11	0.909091	0.0866784
3	12	8	9/10	0.818182	0.116291
4	13	13	8/9	0.727273	0.134282
5	21	16+	(8/8)	0.727273	0.134282
6	22	27	6/7	0.623377	0.15
7	8	28	5/6	0.519481	0.156909
8	14	32+	(5/5)	0.519481	0.156909
9	17	35+	(4/4)	0.519481	0.156909
10	3	36	2/3	0.34632	0.175875
11	11	50+	(2/2)	0.34632	0.175875
12	5	56+	(1/1)	0.34632	0.175875

例数＝12　死亡数＝6　平均生存時間＝51.6667　平均瞬間死亡率＝0.0193548
指数回帰による50％生存時間推定値＝35.8126　95％信頼区間＝3.17915－100.154
実データによる50％生存時間推定値＝35.1125　95％信頼区間＝8－56以上

・群2：群（A、B）＝B

番号	ケース番号	生存期間（転帰）	生存例数／観測例数	累積生存率	標準誤差
1	20	2	9/10	0.9	0.0948683
2	4	4	8/9	0.8	0.126491
3	9	6	7/8	0.7	0.144914
4	15	12	6/7	0.6	0.154919
5	16	13	5/6	0.5	0.158114
6	2	15+	(5/5)	0.5	0.158114
7	7	18	3/4	0.375	0.160565
8	19	20 (+)	(3/3)	0.375	0.160565
9	10	25	1/2	0.1875	0.154995
10	18	35	0/1	0	0

例数＝10　死亡数＝8　平均生存時間＝18.75　平均瞬間死亡率＝0.0533333
指数回帰による50％生存時間推定値＝12.9965　95％信頼区間＝2.22461－35.2754
実データによる50％生存時間推定値＝15　　　95％信頼区間＝4－25

〈参考〉
・Cox-Mantelの検定：χ^2＝3.42451　自由度＝1　有意確率p＝0.0642351
　交互作用（異質性）の検定：χ^2＝11.5056　自由度＝11　有意確率p＝0.40193
　Coxのβ＝1.30764　標準誤差＝0.607053　ハザード比（群2／群1）＝3.69742
　βの95％信頼区間＝0.117833－2.49744　ハザード比＝1.12506－12.1513

例題解析結果　E-2

・ログランク検定：χ^2＝4.14713　　自由度＝1　　有意確率p＝0.041705*
・一般化Wilcoxonの2標本検定：正規分布z＝1.72493　　有意確率p＝0.0845401
・Cox-Mantelの検定：χ^2＝3.42451　　自由度＝1　　有意確率p＝0.0642351
　交互作用（異質性）の検定：χ^2＝11.5056　自由度＝11　有意確率p＝0.40193
　Coxのβ＝1.30764　標準誤差＝0.607053　ハザード比（群2／群1）＝3.69742
　βの95％信頼区間＝0.117833－2.49744　ハザード比＝1.12506－12.1513

原因	結果
名義尺度・順序尺度・計量尺度	名義尺度

■E-3　Coxの比例ハザードモデル
―対数ハザード比を目的変数にした重回帰型生存時間解析―

このモデルにより、生存率に影響を及ぼす多数のリスクファクターを説明変数（共変数）とした重回帰モデルを組み立てることができる。

腫瘍患者の生存率

ID No.	治療	重症度	観測期間（月）	Event
1	無	重症	1	死亡
2	無	軽症	2	死亡
⋮	⋮	⋮	⋮	⋮
36	無	症状無	56	脱落
37	有	重症	3	死亡
⋮	⋮	⋮	⋮	⋮
70	有	症状無	60	脱落

偏回帰係数　他の変数が一定という条件で各変数が1増加したとき、対数ハザード比がいくつ変化するかを表す値

標準誤差　偏回帰係数の標準誤差

ハザード比　他の変数が一定という条件で各変数が1増加したとき、ハザードが相対的に何倍になるかを表す値

標準偏回帰係数　他の変数が一定という条件にて、各変数が「1標準偏差」増加したとき、対数ハザードがいくつ変化するかを表す値

ワルドのカイ2乗値　偏回帰係数が0かどうかの検定を行うための検定統計量
偏回帰係数の95%CI（95%信頼区間）　偏回帰係数の推定結果
ハザード比の95%CI（95%信頼区間）　偏回帰係数の95%信頼区間を自然対数(e)で指数変換した値
AIC（赤池の情報量基準）　モデルのもっともらしさと説明変数の数の両方を考慮した、モデルの適合度を表す指標。値が小さいほど単純で且つ適合度の良いモデルであることを示す
「全回帰の尤度比」（全偏回帰係数の尤度比検定）　偏回帰係数のもっともらしさの検定。すべての偏回帰係数が0かどうかの検定。つまり、ハザード比が1かどうかの検定

全回帰の尤度比検定結果が有意の場合

科学的に妥当であれば、共変数が生存率に影響を与えていると解釈できる。

例題 E-3　Coxの比例ハザードモデル

治療の有無と重症度の影響を調べるために腫瘍患者70名の予後を前向きに観測したところ、次表のようになった。

〈表　腫瘍患者の生存期間〉

ID No.	治療	重症度	観測期間(月)	Event	ID No.	治療	重症度	観測期間(月)	Event
1	無	重症	1	死亡	36	無	症状無	56	脱落
2	無	軽症	2	死亡	37	有	重症	3	死亡
3	無	重症	2	死亡	38	有	重症	4	死亡
4	無	軽症	3	死亡	39	有	軽症	5	死亡
5	無	重症	3	死亡	40	有	重症	5	死亡
6	無	重症	3	死亡	41	有	軽症	7	死亡
7	無	軽症	4	死亡	42	有	重症	9	死亡
8	無	軽症	4	死亡	43	有	重症	10	死亡
9	無	軽症	4	死亡	44	有	重症	10	死亡
10	無	症状無	5	死亡	45	有	重症	11	死亡
11	無	症状無	5	死亡	46	有	軽症	13	死亡
12	無	軽症	5	死亡	47	有	症状無	14	死亡
13	無	重症	5	死亡	48	有	症状無	18	死亡
14	無	軽症	6	死亡	49	有	軽症	18	死亡
15	無	軽症	8	死亡	50	有	重症	19	死亡
16	無	重症	8	死亡	51	有	重症	19	死亡
17	無	軽症	9	死亡	52	有	軽症	21	死亡
18	無	症状無	12	死亡	53	有	重症	23	死亡
19	無	症状無	12	死亡	54	有	軽症	25	死亡
20	無	軽症	12	死亡	55	有	重症	26	脱落
21	無	重症	12	死亡	56	有	症状無	27	死亡
22	無	症状無	13	死亡	57	有	軽症	28	死亡
23	無	軽症	16	死亡	58	有	軽症	28	脱落
24	無	重症	27	死亡	59	有	軽症	30	死亡
25	無	症状無	28	死亡	60	有	重症	32	死亡
26	無	症状無	28	死亡	61	有	軽症	33	脱落
27	無	軽症	31	死亡	62	有	症状無	35	脱落
28	無	症状無	32	脱落	63	有	重症	37	死亡
29	無	重症	33	死亡	64	有	軽症	49	死亡
30	無	症状無	34	死亡	65	有	軽症	52	脱落
31	無	症状無	35	脱落	66	有	症状無	54	死亡
32	無	軽症	36	脱落	67	有	症状無	56	死亡
33	無	症状無	44	脱落	68	有	症状無	58	脱落
34	無	症状無	54	脱落	69	有	軽症	59	脱落
35	無	軽症	55	死亡	70	有	症状無	60	脱落

例題解析結果　E-3

=== Coxの比例ハザードモデルによる生命表解析 ===　　　　　　　　　　　　　　[解析結果]

期間項目　：観察期間(月)
転帰項目　：転帰(0：死亡　1：生存)
共変数x1：群(0：A　1：B)
共変数x2：重症度(0：症状なし　1：軽症　2：重症)

・共変数xの基礎統計量

x1：例数＝70	平均値＝0.485714	標準偏差＝0.503405	標準誤差＝0.0601684
x2：例数＝70	平均値＝1.01429	標準偏差＝0.789292	標準誤差＝0.0943384
y1：例数＝70	平均値＝2.67845	標準偏差＝1.02104	標準誤差＝0.122038

死亡コード＝0　死亡数＝56　打ち切り数＝14　平均瞬間死亡率＝0.036246

・相関行列y1：ln(観察期間(月))

	x1	x2	y1
x1	1	0.165	0.307
x2	0.165	1	－0.404
y1	0.307	－0.404	1

・前進的変数増減法(stepwise forward selection method)による変数選択結果
　　取り込み基準：χ^2値≧2　追い出し基準：χ^2値＜2　反復回数：4
　　Coxの比例ハザードモデル：$S(t) = S0(t)^{\exp(\beta 0 + \Sigma \beta j xj)}$
　　$S(t)$：補正生存関数　　$\beta 0$：定数　　βj：共変数xjの偏回帰係数
　　$S0(t)$：基準生存関数(全共変数が平均値のときの生存関数)

共変数	偏回帰係数	標準誤差	ハザード比	標準偏回帰係数	Waldのχ^2	有意確率p値
定数	－0.420299					
x1	－0.669161	0.279439	0.512138	－0.336859	5.73441	0.0166357*
x2	0.734823	0.185007	2.08511	0.57999	15.7758	7.13104e－05***

共変数	偏回帰係数	95%CI 下限	上限	ハザード比	95%CI 下限	上限
x1	－0.669161	－1.21685	－0.121471	0.512138	0.296161	0.885616
x2	0.734823	0.372216	1.09743	2.08511	1.45095	2.99645

対数尤度$L(\beta)$＝－191.79　$L(0)$＝－201.434　AIC(赤池の情報量基準)＝387.58
全回帰の尤度比検定：χ^2＝19.2873　自由度＝2　有意確率p＝6.48375e－05***

F. 横断的研究時に用いる手法

- F−1　クラメールの連関係数　⇒ A. 参照（P.34）
- F−2　四分点相関係数（ファイ係数、Phi）　⇒ A. 参照（P.34）
- F−3　Pearsonの相関係数　⇒ C. 参照（P.68）
- F−4　Spearmanの順位相関係数　⇒ C−1参照（P.69）
- F−5　エーベルの級内相関係数　⇒ C−1（P.69）、F−5参照（P.120）
- F−6　一致係数 κ（カッパ）　⇒ C−1参照（P.69）
- F−7　ケンドールの一致係数W　⇒ C−1参照（P.69）
- F−8　重み付き一致係数 κ_W　⇒ C−1参照（P.69）
- F−9　相関比　⇒ F−9参照（P.122）
- F−10　順位相関比　⇒ F−10参照（P.122）

解説

「C. 相関と回帰」で紹介した相関関係のように、縦方向にも横方向にもどちらにも誤差変動がある横断的研究の場合には、このカテゴリーでリストアップした統計手法を用います。

この本でも横断的に、あちらこちらのページに横断的研究時の統計手法の紹介が散っていますが、それぞれの解説ページを確認してみてください。

F−5の級内相関係数と、F−9の相関比、F−10の順位相関比については次ページ以後に解説ページがあります。

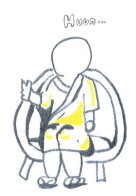

■F－5　級内相関係数（Intraclass Correlation Coefficient）による検証
―評価者の一貫性、被験者の特定評価項目の一貫性または特定評価装置の比較検証―

ICCの値は、偶然の一致程度が0、完全な一致が±1となる（±は正負の相関による）。
一般に0.7以上あると、信頼性が高いとの認識あり。

- **変量モデル（Random effect model）**　※被験者は常に変量となる
  〇ケース1　一評価者（一測定装置）の一貫性（再現性）について
  　一元配置変量モデル　ICC（1, 1）評価者内信頼性（Intra-rater reliability）
  　　　　　　　　　　　　　　　　　　　　　　　　　複数の被験者に対してk回評価
  　　　　　　　　　　　ICC（1, k）評価者内評価平均の信頼性
  　　　　　　　　　　　　　　　　　　　　　　　　　複数の被験者に対してk回評価
  　　　　　　　　　　　　　　　　　　　　　　※一元配置を一要因ということもある
  〇ケース2　複数の評価者（複数の測定装置）で行う際の（被験者側の）特定の評価項目の絶対一致度について
  　二元配置変量モデル　ICC（2, 1）評価者間信頼性（Inter-rater reliability）
  　（変量と変量）　　　ICC（2, k）評価者間評価平均の信頼性

- **混合モデル（Mixed model；特定された機器の比較において用いられる）**

  > 〇ケース3　特定された複数の評価者（特定された複数の測定装置）で行う際の一致度について
  > 　二元配置混合モデル　ICC（3, 1）評価者間信頼性（Inter-rater reliability）
  > 　（母数と変量）　　　ICC（3, k）評価者間評価平均の信頼性

例題　F－5（1）級内相関係数（ICC）のケース1

一名の評価者によって患者10名の重症度に対する評価を3回行ったところ、下記の通りとなった。評価は一致しているだろうか？

一名の評価者による重症度評価結果
（0～100点のアナログスケールによる）

ID No.	評価1	評価2	評価3	評価平均
1	15	10	21	15
2	30	14	38	27
3	34	42	36	37
4	52	38	40	43
5	58	51	42	50
6	69	78	63	70
7	76	88	72	79
8	88	90	84	87
9	91	94	98	94
10	95	87	96	93

例題解析結果　F－5（1）

=== 級内相関係数 ===　　　　　　　　　　　　　　　　［解析結果］

要因A　：ID No.
要因B1：評価1（1回目）
要因B2：評価2（2回目）
要因B3：評価3（3回目）

時期：要因B別・全個体（要因A）合計基礎統計量

1：例数＝10	平均値＝60.8	標準偏差＝27.828	標準誤差＝8.8
2：例数＝10	平均値＝59.2	標準偏差＝32.3034	標準誤差＝10.2152
3：例数＝10	平均値＝59	標準偏差＝27.4145	標準誤差＝8.66923
全体：例数＝30	平均値＝59.6667	標準偏差＝28.2505	標準誤差＝5.15782

・級内相関係数（intraclass correlation coefficient）
ICC（1,1）＝0.942477　ICC（1,3）＝0.980061　σA＝28.3632　σR＝7.00714
ICC（2,1）＝0.942379　ICC（2,3）＝0.980026　σA＝28.3375　σB＝0　σR＝7.3126
ICC（3,1）＝0.937566　ICC（3,3）＝0.978285　σA＝28.3375　σR＝7.3126

例題 F－5（2） 級内相関係数（ICC）のケース2

三名の評価者による患者10名の重症度に対する評価が下記の通りとなった。
三名の評価は一致しているだろうか？

三名の評価者による重症度評価結果
（0～100点のアナログスケールによる）

ID No.	評価者1	評価者2	評価者3	評価平均
1	15	10	21	15
2	30	14	38	27
3	34	42	36	37
4	52	38	40	43
5	58	51	42	50
6	69	78	63	70
7	76	88	72	79
8	88	90	84	87
9	91	94	98	94
10	95	87	96	93

例題解析結果　F－5（2）

［解析結果］

=== 級内相関係数 ===

要因A　：ID No.
要因B1：評価1（評価者1）
要因B2：評価2（評価者2）
要因B3：評価3（評価者3）

時期：要因B別・全個体（要因A）合計基礎統計量

1：例数＝10	平均値＝60.8	標準偏差＝27.828	標準誤差＝8.8
2：例数＝10	平均値＝59.2	標準偏差＝32.3034	標準誤差＝10.2152
3：例数＝10	平均値＝59	標準偏差＝27.4145	標準誤差＝8.66923
全体：例数＝30	平均値＝59.6667	標準偏差＝28.2505	標準誤差＝5.15782

・級内相関係数（intraclass correlation coefficient）
ICC（1,1）＝0.942477　ICC（1,3）＝0.980061　σA＝28.3632　σR＝7.00714
ICC（2,1）＝0.942379　ICC（2,3）＝0.980026　σA＝28.3375　σB＝0　σR＝7.3126
ICC（3,1）＝0.937566　ICC（3,3）＝0.978285　σA＝28.3375　σR＝7.3126

例題 F－5（3） 級内相関係数（ICC）のケース3

院内設備の拡張に伴い従来の測定機器と二つの新規測定機器について、
患者10名の測定結果が下記の通りとなった。測定機器の一致度は大丈夫だろうか？

三つの測定機器による測定結果
（0～100点のアナログスケールによる）

ID No.	機器1	機器2	機器3	評価平均
1	15	10	21	15
2	30	14	38	27
3	34	42	36	37
4	52	38	40	43
5	58	51	42	50
6	69	78	63	70
7	76	88	72	79
8	88	90	84	87
9	91	94	98	94
10	95	87	96	93

例題解析結果　F－5（3）

［解析結果］

=== 級内相関係数 ===

要因A　：ID No.
要因B1：評価1（機器1）
要因B2：評価2（機器2）
要因B3：評価3（機器3）

時期：要因B別・全個体（要因A）合計基礎統計量

1：例数＝10	平均値＝60.8	標準偏差＝27.828	標準誤差＝8.8
2：例数＝10	平均値＝59.2	標準偏差＝32.3034	標準誤差＝10.2152
3：例数＝10	平均値＝59	標準偏差＝27.4145	標準誤差＝8.66923
全体：例数＝30	平均値＝59.6667	標準偏差＝28.2505	標準誤差＝5.15782

・級内相関係数（intraclass correlation coefficient）
ICC（1,1）＝0.942477　ICC（1,3）＝0.980061　σA＝28.3632　σR＝7.00714
ICC（2,1）＝0.942379　ICC（2,3）＝0.980026　σA＝28.3375　σB＝0　σR＝7.3126
ICC（3,1）＝0.937566　ICC（3,3）＝0.978285　σA＝28.3375　σR＝7.3126

> **解説**
>
> クロンバックのα係数は、級内相関係数のケース3、すなわち二元配置混合モデルに該当します。心理学では、クロンバックのα係数という呼称がよく用いられているようです。
>
> 同じものでも、所属する分野によって呼称が異なるから、統計はなんだかたいへん難しいものに感じてしまうと思います。

■F-9　相関比

一方のデータが名義尺度で他方のデータが計量尺度のときは、ダミー変数と計量値を用いて形式的に相関係数と寄与率を計算し、その相関係数の絶対値を取った値を相関比（correlation ratio）、η（イータ）と呼ぶことがある。

> 相関比とは、名義尺度のデータの分類法と計量尺度のデータの間の関連性を要約する値。分類ごとに計算した平均値が異なっているほど大きな値になる。

■F-10　順位相関比

一方のデータが名義尺度で他方のデータが順序尺度のときは、ダミー変数と順位を用いて形式的に相関係数と寄与率を計算し、この場合も相関係数の絶対値を取り、それを順位相関比（rank correlation ratio）と呼ぶことがある。

> 順位相関比とは、名義尺度のデータの分類法と順序尺度のデータの順位の間の関連性を要約する値。分類ごとに計算した順位平均が異なっているほど大きな値になる。

ダミー変数（Dummy variable）　男女などの分類データ（名義尺度）を0や1といった変数に形式的に代用したもの

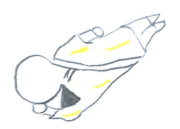

要点

研究デザインのヒント

要点－1　2×2分割表をもとにした統計解析の考え方
　　　　　　　―前向き研究・後向き研究・横断的研究―

要点－2　臨床研究のステージとスタイル

要点－3　論文形式を意識したデータ解析の大きな流れ

要点－4　検定結果と推定結果の関係

解説

この「要点」のカテゴリーは、もっとも大切な概念をあらためて集約したものです。

要点－1では、前向き研究・後向き研究・横断的研究における誤差変動の方向について、2×2分割表上にてあらわしてみました。

要点－2では、治験や臨床研究に携わる方々には当たり前の概念ですが、素人にはあまり知られていない概念をまとめてみました。あなたの研究が探索的な研究ステージなのか、それとも検証的な研究ステージなのか、よく考えてみてください。

要点－3では、研究結果を社会に還元する事例、例えば公表することを念頭に、論文形式の大きな流れと、背景因子の表の見本を掲載しておきました。

じっくりと見て、それぞれの要点を理解していきましょう。特に、医学的に意味のある「差」があるかないかが大事であって、例え差が有意であったとしても、その差に意味がなければ、ナンセンスです。

要点－4では、統計による検定結果の絶対主義の弊害が蔓延しないようにと、あえて一番大切な要点として掲載させていただきました。例えば医学的に見て、この差に意味があると仮説を立てて、研究計画を立てることが大切なのです。

要点-1 2×2分割表をもとにした統計解析の考え方

―前向き研究・後向き研究・横断的研究―

○2×2分割表の構造

出現率の差（罹患率、改善率、有効性）

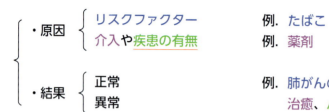

- 原因 { リスクファクター   例．たばこ
         介入や疾患の有無   例．薬剤

- 結果 { 正常   例．肺がんの発生、
         異常   治癒、バイオマーカーによる判定

2×2分割表において、前向き研究、後向き研究、横断的研究の違いは何？

		結果（帰結）		
		正常	異常	
原因（曝露）	無	A	B	A＋B
	有	C	D	C＋D
		A＋C	B＋D	A＋B＋C＋D

※A, B, C, Dはそれぞれの出現度数

○前向き研究の場合

原因には誤差がなく、結果にだけ誤差があるデータ

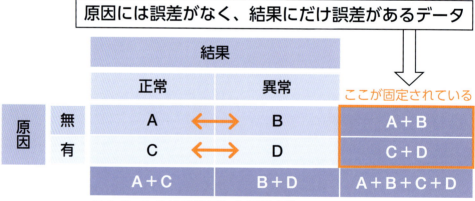

		結果		
		正常	異常	ここが固定されている
原因	無	A ⟷	B	A＋B
	有	C ⟷	D	C＋D
		A＋C	B＋D	A＋B＋C＋D

※A, B, C, Dはそれぞれの出現度数

確率的な考え方　⟷ 誤差あり；ここが揺らいでいる

（異常率の差の検定＝リスク差の検定＝Fisherの正確検定）

○後向き研究の場合

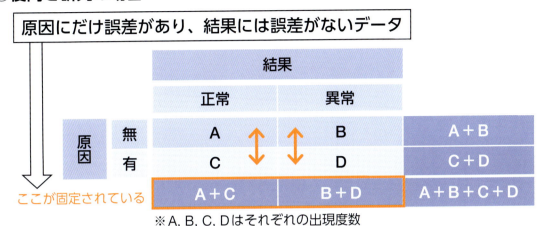

陽性率
陽性尤度比の考え方

○横断的研究の場合 （あらかじめ仮説を設定していない研究）

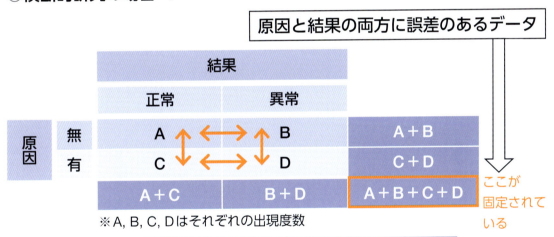

相関性の考え方

（カイ2乗分布に近似）

補足；Mantel-Haenszelの検定の考え方

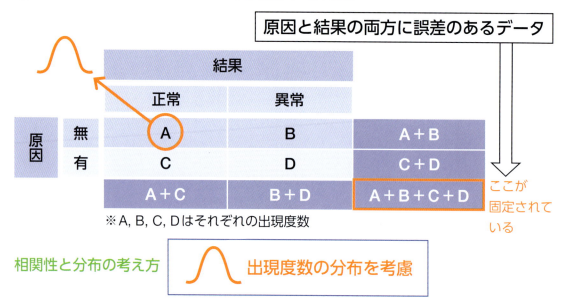

相関性と分布の考え方

（超幾何分布から正規分布的に近似）

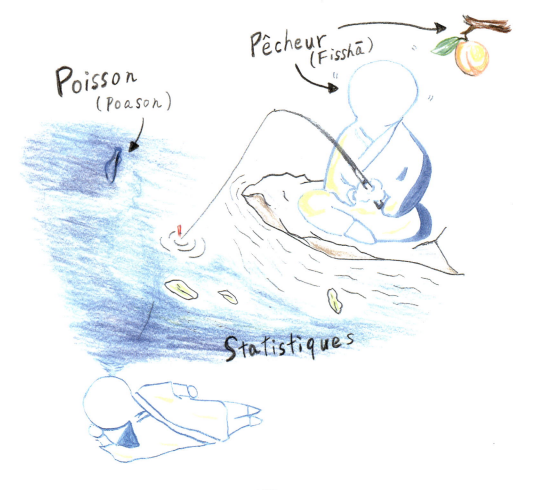

要点-2 臨床研究のステージとスタイル

○治験の進捗ステージより（創薬の治験の場合）　非臨床研究（動物実験）

臨床研究（ヒトを対象）と

治験で用いられる「探索的」ステージなのか、または「検証的」ステージなのか？
臨床研究では評価系を含めて、モデル作りが必要。

臨床研究※
⇒ 倫理委員会にて審査（先進医療BはIRBも）

治験
⇒ 治験審査委員会（IRB）にて承認

治験（J-GCP or ICH-GCP）　国内→GCP省令（J-GCP）に基づく臨床試験　　先進医療B・海外共同治験 ⇒ ICH-GCPに基づく臨床試験

Phase I　臨床薬理試験……少人数の健康な成人を対象とした忍容性評価（毒性）、安定性の確認、薬物動態（吸収・分布・代謝・排泄）の確認

Phase II　探索的試験……評価項目（エンドポイント）の探索（プライマリーエンドポイント及び副次項目の検討）
安定性・安全性の確認（用法・用量の推測）

Phase III　検証的試験……安全性・有効性の確認・証明
　　　　　　　　　　　　　　　　　　　製造販売承認、
　　　　　　　　　　　　　　　　　　　保険収載、
　　　　　　　　　　　　　　　　　　　治療開始

Phase IV　治療的使用……製造販売後臨床試験（本来は「延命性の検証」）
市販後の副作用等の追跡調査

※再生医療の場合は、特定認定再生医療等委員会にて審査

○臨床研究のスタイル
論文を意識する

RCTの場合　**CONSORT声明**の遵守
実施上の論文投稿基準

介入とは、臨床研究のために、一般的な診療行為を超えるもの（例．余分な採血など）

介入研究

観察研究

症例報告　Case Report
その疾病罹患者の特徴・診断・治療・経過を観察する研究

症例集積研究　Case Series Study
その疾病の特徴を測定・調査する研究

症例対照研究　Case Control Study
疾病罹患者と非罹患者を対象に原因となる因子を観察調査する研究

コホート研究　Cohort Study
要因と疾病発生の関連を縦断的に観察する研究

比較対照試験　Controlled Clinical Trial
ランダム割付がされていない比較対照試験

ランダム化比較対照試験（RCT）　Randomized Controlled Trial
ランダム（無作為）な割付が実施された比較対照試験

二重盲検ランダム化比較対照試験
Double-Blinded Randomized Controlled Trial
医療従事者や被験者の主観が入らないよう目隠し制御されたRCT

STROBE声明の遵守
実施上の論文投稿基準

論文では、研究のEvidence Levelのインパクトだけではなく、研究デザインのEvidenceの質が、最近は評価されることが多い。

○臨床研究におけるバイアス（Bias）

　　バイアス　Bias　偏りや歪み、先入観や偏見のことを指す

臨床研究または疫学研究におけるバイアスとしては、次のようなものがあります。

（1）選択バイアス（selection bias）
- 有病者・罹患者バイアス（prevalence-incidence bias）
  → 症例対照研究や横断的研究のとき、興味ある病気の予後が一般的に良い（悪い）場合、患者群のデータが多く（少なく）なり、データの代表性に偏りが発生するバイアス。Neymanバイアスともいう。
- 入院バイアス（admission rate bias）
  → 興味ある原因因子（曝露）の影響を調査する研究の場合、病院などから集団を選択すると、一般集団よりも有病率が高くなったりすることで特定の傾向が生じてしまうバイアス。Berksonバイアスともいう。
- 診断バイアス（diagnostic suspicion bias）
  → 興味ある原因因子（曝露）の有無によって、医師の診断の精密さに偏りが生じるバイアス
- 非協力者バイアス（non-respondent bias）
  → 興味ある原因因子（曝露）のある人が調査に協力しなくなるバイアス。逆に原因因子（曝露）があるために積極的に調査協力するバイアス（積極協力者バイアス）もある。
- さらけ出し（発見兆候）バイアス（unmasking bias）
  → 興味ある原因因子（曝露）の有無によって、エンドポイントの測定されやすさが変化することで、結果に偏りが生じるバイアス

（2）情報バイアス（information bias）
- リコールバイアス（recall bias）
  → 過去に起こったことを思い出すときに生じる偏り
- 曝露疑いバイアス（exposure suspicion bias）
  → 興味ある曝露の有無を確認するとき、質問者が対象に対する予見性によって、質問の仕方等に違いが生じる偏り
- 家族情報バイアス（family information bias）
  → 興味ある病気に罹っている患者は、自分と同じ病気に家族が罹っているか気づきやすくなることで、家族歴がありがちになる偏り

（3）交絡バイアス（confounding bias）
  → 原因と結果の双方に影響を与える因子（交絡因子）が存在する際に、交絡因子を無視して原因と結果のみを評価することにより、結果に発生する偏り

※疫学研究の分野における「交絡因子」は危険因子に限定されるのですが、臨床研究の分野では危険因子ではない「性別」や「年齢」といった背景因子も含まれるので、注意が必要です。

　そして共分散分析の共変数は、それらすべての項目を含みます。

ステップアップ　バイアスによるリスク（二重盲検RCTの場合）

Bias　偏りや歪み、先入観や偏見

- 割付の隠蔽　Allocation Concealment
    割付担当者が被験者や薬のことを事前に知っていると、
    各群への公平な無作為割付が行われない。
- 不完全な盲検化　Incomplete Blinding
    医療従事者も被験者もどちらの薬がどちらなのか、まったくわからない状態になっていない。

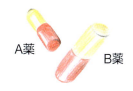

- 患者やアウトカムイベントの不完全な検討　Incomplete Accounting
    対象除外基準やイベントの定義が曖昧。
- 選択的アウトカム報告バイアス　Selective Outcome Reporting Bias
    主任研究者等による恣意的な判断が介在。
- 試験実施上の限界　Other limitations
    試験を実施する上で、現実的には難しい制約が発生。
    例えば、施術による介入での盲検化。

要点-3 論文形式を意識したデータ解析の大きな流れ

記述統計 対象患者の特性について表記；
　例数、平均、標準偏差、割合、分布、etc…

単変量解析 群間比較・関係性について表記；
　カイ2乗検定、t検定、Log-Rank test、etc…

多変量解析 多変量の関係性について表記；
　重回帰分析、Logistic回帰分析、Coxの比例ハザードモデル、etc…

〈参考1〉
対象となる患者背景の基本形　例数、平均値± SD

項目	統計値
被験者数	xxx
性別（男性/女性）	xxx（xx.x%）/xxx（xx.x%）
年齢	xxx ± xx.xx
身長	xx/xx/xx/xx/xx
体重	xx/xx/xx/xx/xx
総コレステロール	xx.x ± xx.xx
トリグリセリド	xx.x ± xx.xx
HDL	xx.x ± xx.xx
LDL	xx.x ± xx.xx
皮下脂肪厚	xx.x ± xx.xx
喫煙歴（no/quit/yes）	xxx（xx.x%）/xxx（xx.x%）/xxx（xx.x%）
コーヒー摂取量	中央値（IQR）
心臓病有無	xxx（xx.x%）

IQR ＝（Q3 － Q1）

〈参考2〉 患者背景の基本形　2群の場合（例数、平均値±SD）

項目	心臓病あり	心臓病なし
被験者数	xxx	xxx
性別（男性/女性）	xxx（xx.x%）/xxx（xx.x%）	xxx（xx.x%）/xxx（xx.x%）
年齢	xxx±xx.xx	xxx±xx.xx
身長	xx/xx/xx/xx/xx	xx/xx/xx/xx/xx
体重	xx/xx/xx/xx/xx	xx/xx/xx/xx/xx
総コレステロール	xx.x±xx.xx	xx.x±xx.xx
トリグリセリド	xx.x±xx.xx	xx.x±xx.xx
HDL	xx.x±xx.xx	xx.x±xx.xx
LDL	xx.x±xx.xx	xx.x±xx.xx
皮下脂肪厚	xx.x±xx.xx	xx.x±xx.xx
喫煙歴（no/quit/yes）	xxx（xx.x%）/xxx（xx.x%）/xxx（xx.x%）	xxx（xx.x%）/xxx（xx.x%）/xxx（xx.x%）
コーヒー摂取量	中央値（IQR）	中央値（IQR）

IQR=(Q3－Q1)

要点-4 検定結果と推定結果の関係

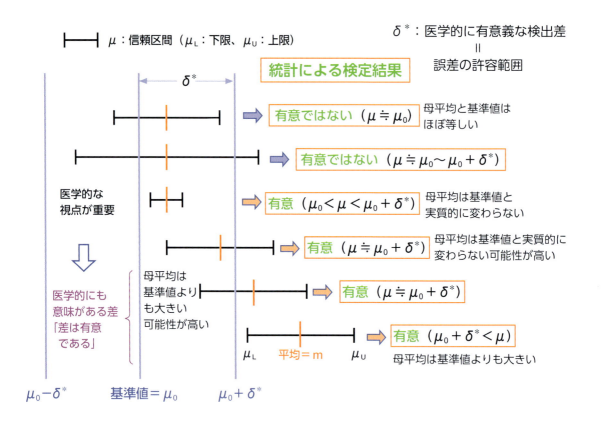

上記の 有意ではない（$\mu \fallingdotseq \mu_0 \sim \mu_0 + \delta^*$） の際には、この結果だけでは判断できません。検出力をもっと高くする必要があります（例数を増やして、再検証する必要あり）

付録

リッカート尺度と
アンケートの作り方

付録-1　リッカート尺度の作り方

付録-2　アンケートの作り方

解説

順序尺度を用いたり、名義尺度を用いてアンケート調査をしようとする際に、必要となる大切な情報を付録として掲載しました。

ノウハウがあちらこちらにちりばめてあります。

このカテゴリーの内容を踏襲することで、記入漏れの少ない、かなり精度の高いアンケートを実施することができますので、ぜひ内容を確認しながら、ご活用ください。

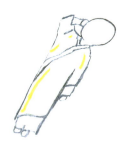

付録-1　リッカート尺度（Likert Scale）の作り方

―偏りのない順序尺度の作り方―

○5件法の場合（5-point method）

1) まず両極端に振る。

2) 次に、中点は±0の表現とする。
   （3件法（3-point method））

3) 両端と中点の間に、項目を増やす。
   5件法の完成。

○7件法の場合（7-point method）

心理学分野の場合、7件法が推奨される傾向がある。両端と中点（±0）の関係が崩れないように注意すると良い。

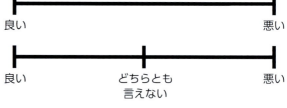

付録-2　アンケート（Questionnaire）の作り方

―プライバシーや回収・集計に配慮した作り方―

1) 1枚目　表紙
（質問の回答内容が見えないように配慮）

- **アンケート調査名**
  わかりやすくて覚えやすい簡便な名称をつける。
- **調査実施者の名称**
  調査機関（所属）と責任者を明記する。
- **調査実施年月日**
  開始年月日と終了年月日を明記する。
- **調査の概略**
  調査目的、回答者選出理由と選出方法、回答内容の秘密厳守の約束、調査用紙の回収方法、集計方法と集計結果の利用方法、調査に協力してもらうための依頼文等を簡潔に記載する。
- **回答記入上の注意**
  回答方法、回答に用いる筆記具を記載。
- **サンプル番号（調査用紙識別用ID）記入欄**
  調査用紙を回答者に渡す前にIDを記入しておく。このIDを用いることにより、連結不可能な匿名化を行うことができる。
- **調査員氏名記入欄（必要に応じて）**
  回答者に調査用紙を渡す前に記入する。

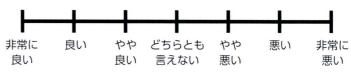

2) 2枚目　フェイスシート

- **フェイス項目**
回答者の個人的属性（背景因子）、例えば年齢、性別、職業などに関する質問のことを指す。フェイス項目については、このフェイスシートに集約しておく。

※プライバシーに関する質問項目はすべてこのシートに掲載されているので、管理しやすい。

---

1. あなたのことをお聞かせください。　　　　　P2/4
   1) 年齢　（　　　　　）才
   2) 性別　　①男性　　　　②女性
   3) 現在の職種についてお答えください。
      ①医師　②看護職　③薬剤師
      ④その他（　　　　　　　　　）
   4) 3) で選択された職種に就いてからの年数
         （　　　　　）年
         ⋮

---

3) 3枚目　単純集計用質問紙

- **質問紙**
最初は回答者が回答しやすい質問から始める。また、フェイスシートの質問と区別をするために質問番号を例えば「Q.1」などと表記する。

- **単純集計用の質問（1）**
回答形式は、「0. はい　1. いいえ」か、複数の選択肢の中から一つを選択する形式のものに統一し、右端に寄せると回答しやすく、集計しやすい。

- **単純集計用の質問（2）**
複数選択が可能な質問では、選択肢ごとに「0. はい　1. いいえ」のどちらかを選択する形式にする。

※複数の選択肢から選ばせると、よく回答が抜けてしまうことが多い。

一つずつ丁寧に尋ねることにより、回答抜けも少なくなる。

Q.1　○○の方への医療やケアについて　　　　P3/4

1) 今までに、○○の方への医療やケアに携わったことがありますか。
   　　　　　　　　　　0. はい　　　1. いいえ
2) 1) の設問で、「0. はい」と答えられた方にお聞きします。○○の方への医療やケアのなかで、困難を感じていますか。
   　　　　　　　　　　0. はい　　　1. いいえ
   　　　⋮

3) 2) で「0. はい」を選ばれた方にお聞きします。下記の内容のうち、困難と感じているものを「0. はい」、感じていないものを「1. いいえ」でお答えください。
   ①○○のタイプがわからない
   　　　　　　　　　　0. はい　　　1. いいえ
   ②症状への対応が難しい
   　　　　　　　　　　0. はい　　　1. いいえ
   ③○○のアセスメントができない
   　　　　　　　　　　0. はい　　　1. いいえ
   ④薬物療法のことがわからない
   　　　　　　　　　　0. はい　　　1. いいえ
   ⑤非薬物療法のことがわからない
   　　　　　　　　　　0. はい　　　1. いいえ
   上記以外に困難に感じているものがあれば、教えてください。
   ⑥その他（　　　　　　　　　　　　　）
   　　　⋮

---

4) 4枚目　因子分析用質問紙

- **質問紙は単純集計用と因子分析用で分ける**
回答様式が変わる、例えば、リッカート尺度を用いた因子分析用質問へと内容を切り換えたい場合には、別のシートにまとめる。

※質問に3件法や7件法などを混在させると回答者が選択しづらくなるので、回答の形式を5件法なら5件法で、なるべく統一したほうが良い。

　　　　　　　　　　　　　　　　　　　　　P4/4
Q.2　今回のアンケートの内容を評価してください。
   1. 非常に良い
   2. 良い
   3. どちらとも言えない
   4. 悪い
   5. 非常に悪い

以上で質問は終わりです。
アンケートへのご協力、誠にありがとうございました。

参考文献

- 「薬効評価 Ⅰ・Ⅱ」佐久間昭 著、東京大学出版会、Ⅰ：1977年、Ⅱ：1981年
- 「医薬統計Q&A」佐久間昭 編著、酒井弘憲・佐藤泰憲 執筆協力、金原出版、2007年
- 「医学統計学ハンドブック」宮原英夫・丹後俊郎 編、朝倉書店、1995年
- 「統計分布ハンドブック（増補版）」蓑谷千凰彦 著、朝倉書店、2010年
- 「医学における統計的推理」D.メインランド 著、増山元三郎 監修、柏木力・高橋晄正 共訳、東京大学出版会、1962年
- 「生物学を学ぶ人のための統計のはなし」粕谷英一 著、文一総合出版、1998年
- 「多変量解析法」奥野忠一・芳賀敏郎他 共著、日科技連、1971年
- 「医学・薬学・生命科学を学ぶ人のための統計学入門」杉本典夫 著、プレアデス出版、2008年
- 「医学・薬学・生命科学を学ぶ人のための多変量解析入門」杉本典夫 著、プレアデス出版、2009年
- 「医学・薬学分野で役立つ統計学の基礎」杉本典夫 著、プレアデス出版、2015年
- 「臨床試験ハンドブック」丹後俊郎・上坂浩之 編、朝倉書店、2006年
- 「ステップアップEBM実践ワークブック」名郷直樹 著、南江堂、2009年
- 「線形数学」竹内啓 著、培風館、1966年
- 「医学的研究のデザイン 第4版」S.B.ハリー、S.R.カミングス、W.S.ブラウナー、D.G.グラディ、T.B.ニューマン 著、木原雅子・木原正博 共訳、メディカル・サイエンス・インターナショナル、2014年

おわりに

　国立研究開発法人　国立長寿医療研究センターでは、平成26年10月より生物統計の相談窓口を開設し、本書の著者らは、所内からあがってくる医学・心理学・社会学・歯学・看護学・医工学などのさまざまな統計相談を受けてきました。

　統計解析ソフトウェアの普及に伴って研究環境は飛躍的に改善されてきましたが、便利になった反面、どんな解析手法が最適なのか、不安を抱いている研究者が多く存在していました。また、統計の手法がソフトウェアによってブラックボックス化してしまい、大切な前提条件があろうがなかろうが、無責任に答えが出てきて解析結果の意味がわからないという、本末転倒な事態も起きています。

　解析の数学的理解がある統計家がどんなポイントをもとにしてそれぞれの研究に助言を与えているのか、数式や言葉だけではなく、もっと理解しやすい方法はないものかと、「原因」と「結果」の考え方、要約値のデータ型、図表にこだわって最適な統計手法の選択法を示したのが、本書です。

　私たちが「ハンドブック」と命名したのは、本書を身近なところに置いていただき、あなたの手に馴染むくらいに何度も手に取って、本書を使って欲しいと願ったからです。本書の解説等に出てくる小僧さんのキャラクターには顔が描かれておりません。それは、ぜひ、本書を活用するあなた自身に顔を描いて欲しいからです。日々忙しい研究活動の中で、あなただけのハンドブックとして、本書が愛されることを切に願っております。

　著者一同、本書が皆さまの日々の研究活動の一助になれば幸いです。

山田和正・杉本典夫・室谷健太

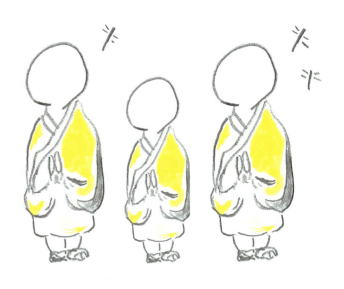

索引

※大文字は語句の解説あり

<ア行>

IRB (Institutional Review Board) ……………127
ICC (Intraclass Correlation Coefficient) …… 30, 69, 120-121
赤池の情報量基準 (Akaike's information criterion)
……………………………………… 83, 116
ROC曲線 (Receiver Operating Characteristic Curve)
……………………………………… 27, 101, 104
RCT (Randomized Controlled Trial) ……………127
RCD曲線 (Relative Cumulative frequency Distribution curve) ………27, 102, 104
アンケート (Questionnaire) ………………134
一元配置分散分析 (One-way Layout ANOVA)
……………………………… 25, 27, 58-59
1標本t検定 (one sample t-test) ………25-26, 56
一致係数 (Cohen's) (Matching coefficient kappa) …… 30, 69
一般化Wilcoxonの2標本検定 (Generalized Wilcoxon test)
……………………………………………113
イベント (Event) …………………… 84, 111-112
ED$_{50}$ (Effective dose fifty) ……………… 80
陰性 (Negative) ………………………… 96
陰性的中率 (NPV；Negative Predictive Value) ………101
陰性尤度比 (Negative likelihood ratio) ……………… 96
後向き研究 (Retrospective study) … 17-18, 27-28, 125-126
Wilcoxonの順位和検定 (Wilcoxon rank-sum test)
……………………………………… 25, 27, 49
Wilcoxonの符号付き順位検定 (Wilcoxon signed-rank test)
……………………………………… 25, 48
Welch's t-検定 (Welch's t-test) ……… 25, 57
打ち切り (Censoring) …………………112
AIC (Akaike's information criterion) ……… 83, 116
AUC (Area under the curve) ………………101
SAE (Serious Adverse Event) ……………… 12
NPV (Negative Predictive Value) ……………101
F検定 (F statistic test) ……………………… 57
FINER ……………………………………… 12
F分布 (F distribution) …………………… 21
LD$_{50}$ (Lethal dose fitiy) ………………… 80
（エーベルの）級内相関係数
　　(ICC；Intraclass Correlation Coefficient)
……………………………… 30, 69, 120-121
横断的研究 (Cross-sectional study) …… 29-30, 69, 125-126
オッズ (Odds) ……………………………… 34
オッズ比 (Odds ratio) ……………… 30, 34-35, 83
重み付き一致係数 κ_W (Weighted kappa) ……… 30, 69

<カ行>

回帰係数 (Regression coefficient) ………… 68, 70, 76
回帰直線 (Regression line) ……………… 68, 70
回帰の検定 (Regression test) …………… 83
回帰分析 (Regression analysis) ……… 24, 27, 70
χ²(カイ2乗)検定 (Pearsonのカイ2乗) (Chi-square test)
……………………………… 25-26, 28, 36, 38
χ²分布 (Chi-square distribution) ……………… 21
改善率 (Improvement ratio) ……………… 17
介入研究 (Intervention study) ………… 17, 24, 34, 127
拡張マンテル検定 (Mantel-extension test) ……… 25, 50
確定診断 (Definite diagnosis) ……………101
下限 (Lower limit) ……………………… 22
Cutoff point …………………………101-102
Kaplan-Meier法 (Kaplan-Meier method (or estimate)) ……112
観察研究 (Observational study) ……………127
感度 (Sensitivity) ……………………………101
感度曲線 (Sensitivity curve) ………………102
棄却域 (Critical region) ……………… 12-13
帰結 (Outcome) ………………………… 19
危険因子 (Risk factor) …………… 17, 24, 128
記述統計 (Descriptive statistics) ……………130
帰無仮説 (Null hypothesis) ………………11, 13
偽薬 (Placebo) ………………36, 59, 63, 75
級内相関係数 (ICC；Intraclass Correlation Coefficient)
……………………………… 30, 69, 120-121
境界値 (Cutoff point) …………………101-102
強制投入法 (Forced entry method) ……… 73, 89, 99
寄与率 (Coefficient of determination) ……… 69-70
共通回帰式 (Common regression equation) ……… 76
共分散分析 (ANCOVA；Analysis of Covariance) ……… 76
共変数 (Covariate) …………………… 76, 116
近似曲線 (Approximate curve) ……………… 21
近似検定 (Approximation test) ……………… 21
クラスカル・ウォリスのH検定 (Kruskal-Wallis H test)
……………………………… 25, 27, 58, 63
クラメールの連関係数 (Cramer's coefficient of contingency)
……………………………………… 30, 34
Clinical Question ………………………… 10
クロンバックのα係数 (Cronbach's coefficient alpha)
……………………………………… 69, 122
Grade (Ordered Classification) ……………… 50
群差 (Group difference) ……………………… 76
群別回帰式 (Group-specific regression equation) ……… 76
計数値 (Variables) ……………………… 16
計量尺度 (Metric scale) ………………… 16
計量値 (Ahributes) ……………………… 16
ケース (Case) ……………………………… 84
結果（帰結）(Outcome) …………………17, 19
検出力 (Power) ………………………… 11
原因（曝露）(Exposure) …………………17, 19
ケンドールの一致係数W
　　(Kendall's coefficient of concordance W) ……… 30, 69
交互作用 (Interaction) ………… 75-76, 113-114
交互作用（異質性）の検定
　　(Interaction test, Heterogeneity test) ………113-114
交絡因子 (Confounding factor) ……………79, 128
効力比 (Potency ratio, relative potency) ……… 80
Cochran-Armitage傾向検定
　　(Cochran-Armitage trend test) ………24, 52-53
CochranのQ検定 (Cochran's Q test) ……… 25, 43
5件法 (5-point method) ……………………134-135
誤診 (False) ……………………………… 96
50%生存時間 (MST；Median survival time) ……………113
Coxの比例ハザードモデル
　　(Cox proportional hazards model) ……………116

Coxのβ (Cox's beta) ………………………………113
コックス・マンテル検定 (Cox-Mantel test) ……………113
誤判別確率 (Misclassification probability) ……………96
コホート研究 (Cohort study) ………………17, 24, 34, 127
コーヘンのκ係数 (Cohen's coefficient kappa) …………69
CONSORT声明 (CONSORT statement) ………………127
コントロール (Control) …………………………………84
Gold standard ……………………………………………101

<サ行>

再生医療 (Regenerative biology) ……………………127
3件法 (3-point method) …………………………134-135
Scheffé の検定；Post-Hoc-Test
　　(Scheffé's multiple comparison test) …………39, 59
指数分布 (Exponential distribution) …………………114
四分点相関係数 (ファイ係数、Phi)
　　(Four-fold point correlation coefficient) ………30, 34
修正群差 (Adjusted group difference) …………………76
重回帰式 (Multiple regression function (or equation)) …71
重回帰分析 (Multiple regression analysis) ……24, 71, 74, 94
重寄与率 (Multiple coefficient of determination) ………71
重篤度、重症度 (Seriousness, severity) …………45, 91
重篤な有害事象 (SAE) ……………………………………12
重判別関数 (Multiple discriminant function) …………105
重判別軸 (Multiple discriminant axis) ……………105-106
重判別スコア (Multiple discriminant score) …………105
重判別分析 (Multiple discriminant analysis) ………27, 105
瞬間生存率 (Instantaneous survival rate) ……………112
順位相関比 (rank correlation ratio) …………29-30, 122
順序尺度 (Ordinal scale) ……………………………16
順序ロジスティック回帰分析
　　(Ordered logistic regression analysis) ………24, 91-92
準母集団 (Quasi-population) ……………………………12
症例集積研究 (Case series study) ……………………127
症例対象研究 (Case control study) ……………………127
症例報告 (Case report) …………………………………127
上限 (Upper limit) ………………………………………22
診断率 (Diagnosis rate) …………………………………17
信頼区間 (CI；Confidence Interval) ……22, 69-70, 83, 116
信頼限界 (CL；Confidence Limits) ………………22, 71
推定 (Statistical estimation) …………………………22
Student's t-検定 (Student's t-test) ………………25, 57
Steel法 (Dunnett's type multiple comparison test) ……59
Steel-Dwass法 (Tukey's type multiple comparison test)
　　……………………………………………………………59
ステップワイズ法 (Stepwise forward selection method)
　　…………………………………………………73, 89, 99
STROBE声明 (Strobe statement) ………………………127
Spearmanの順位相関係数
　　(Spearman's rank correlation coefficient) ………29, 69
ズレ (異質性) の検定 (Heterogeneity test) ……………83
正規分布 (ガウス分布) (Normal (Gaussian) distribution)
　　………………………………………………………21
性差 (Sexual difference) …………………………………46
正診 (True) ………………………………………………96
正診率 (Accuracy) ……………………………………96, 101
正準判別関数 (Canonical discriminant function) ……105
正準判別スコア (Canonical discriminant score) ……105

正準判別分析 (Canonical discriminant axis) …………105
生存関数 (Survival function) …………………………113
生存時間解析 (Survival time analysis)
　　＝生命表解析 (life table analysis) ……………25, 112
説明変数 (Explanatory variable) ………17, 24-30, 73, 89, 99
相加・相乗・相殺効果
　　(Additive, Synergistic, and Cancel effects) ………75
相関比 η (correlation ratio η) ………………29-30, 122
相関分析 (Correlation analysis) …………………………68
層別解析 (Stratified analysis) …………………………79

<タ行>

対応のあるデータ (paired data) …………………………20
対応のないデータ (unpaired data) ………………………20
対数オッズ (Logit, logarithmic odds) …………………83
対数オッズ比 (Logarithmic odds ratio) …………34-35
対数ハザード比 (Logarithmic hazard ratio) …………113
対立仮説 (Alternative hypothesis) …………………11-13
多群比較 (Multi-group comparison) ……………………58
多重比較 (multiple comparison) ……25, 40, 44, 59-60, 63-65
多重共線性 (Multicollinearity) ……………71, 73, 89, 99
多変量解析 (Multivariate analysis) …………73, 89, 99, 130
ダミー変数 (Dummy variable) ………………………122
単変量解析 (Univariate analysis) …………73, 89, 99, 130
脱落 (Drop out) ………………………………………112
Dunnettの検定 (Dunnett's multiple comparison test)
　　……………………………………………………44, 59
治験 (Clinical trial) …………………………………127
治験審査委員会 (IRB；Institutional Review Board) ……127
調整オッズ比 (Adjusted odds ratio) ……………………83
定数 (Constant) …………………………………………71, 96
t分布 (t distribution) …………………………………21
Tukey-Kramer法
　　(Tukey-Kramer's multiple comparison test) ………59
D_{50} (Dose fifty) ……………………………………80
統計解析 (Statistical analysis) ……………………………11
統計量 (Statistic) ………………………………………21
等分散 (Homogeneity) …………………………………57
等分散性 (Homoscedasticity) …………………………57
等分散分析 (Test for Homogeneity of variance) ………57
独立変数 (Independent variable) ……………24-30, 73, 99
特異度 (Specificity) ……………………………………101
特異度曲線 (Specificity curve) ………………………102
特定認定再生医療等委員会 (Approved ethics committee
　　for regenerative biology) …………………………127
度数分布 (Frequency distribution) ……………………21
度数分布図 (Histogram) ………………………………21

<ナ行>

7件法 (7-point method) …………………………134-135
2×2分割表 (Two-by-two contingency table) …19, 124-126
二元配置分散分析 (Two-way Layout ANOVA)
　　………………………………………………25, 58, 62
二項検定 (Binomial test) ……………………26, 28, 42
二重盲検ランダム化比較対照試験
　　(Double-blinded randomized controlled trial) ……127
2標本t検定 (t-test) ……………………………………25, 57
ノンパラメトリック手法 (Non-parametric method) …16, 59

<ハ行>

背景因子 (Background factor) ………………………… 128
ハザード (Hazard) ………………………… 20, 111, 113
ハザード比 (Hazard ratio) ………………………… 113, 116
判別関数 (Discriminant function) ………………………… 96
判別係数 (Discriminant coefficient) ………………………… 96
判別効率 (Mahalanobis' generalized distance) ………… 96
判別スコアZ (Discriminant score Z) ………………………… 96
判別分析 (Discriminant analysis) ……………… 27, 96, 99
パラメトリック手法 (Parametric method) ………… 16, 58-59
バイアス (Bias) ………………………… 128-129
バイオマーカー (Biomarker) ……………… 17-18, 27, 101
曝露 (Exposure) ………………………… 19
(Pearsonの) 相関係数 (Correlation coefficient) …… 29, 68
Pearsonのカイ2乗 (χ^2 (カイ2乗) 検定 (Chi-square test))
………………………… 25-26, 28, 36, 38
比較対照試験 (Controlled clinical trial) ………………… 127
非平行性 (Non-parallelism) ……………………… 75-76, 113
比例ハザード性 (Proportional hazard assumption) …… 114
評価指標 (Evaluation index) ……………………… 73, 89, 99
標準偏回帰係数
　(Standardized partial regression coefficient) … 83, 116
標準誤差 (SE；Standard Error) ………… 22, 83, 96, 116
標準判別係数 (Standardized discriminant coefficient) …… 96
標準偏差 (SD；Standard Deviation) ………………… 22
標本集団 (Sample) ……………………… 12, 13, 21
PPV (Positive Predictive Value) ………………………… 101
Phi (ファイ係数、四分点相関係数) ………………… 30, 34
ファイ係数 (四分点相関係数、Phi) ………………… 30, 34
Fisherの正確検定 (Fisherの直接法) (Fisher's exact test)
………………………… 25, 28, 36
フェイスシート (Face sheet) ………………………… 135
符号検定 (Sign test) ………………………… 25, 42
不等分散 (Heterogeneity) ………………………… 57
プラセボ (Placebo) ……………………… 36, 59, 63, 75
プラセボ効果 (Placebo effect) ………………………… 75
Friedmanの検定 (Friedman test) …………… 25, 58, 64
Breslow-Dayの検定 (Breslow-Day test) ………… 25, 45
プロビット直線 (Probit line) ………………………… 80
プロビット分析 (Probit analysis) …………………… 24, 80
分割表 (Contingency table) ………………………… 19
分散分析ANOVA (Analysis of Variance) ……………… 58
平均瞬間死亡率
　(Averaged instantaneous mortality rate) ………… 113
平均値 (Mean) ………………………… 22
平行線検定法 (Parallel line assay) ………………… 80
偏F値 (Partial F value) ……………………… 71, 99
偏回帰係数 (Partial regression coefficient) …… 71, 83, 116
変数選択 (Variable selection) ……………… 73, 74, 89, 99
変数増減法 (Stepwise forward selection method)
………………………… 73, 89, 99
Post-Hoc-Test ………………………… 59
補正オッズ比 (Adjusted odds ratio) ………………… 83
母集団 (Population, Universe) ………………………… 22
HotellingのT2乗検定 (Hotelling's T-square test) …… 96
Bonferroniの検定 (Bonferroni's multiple comparison test)
………………………… 40, 59

<マ行>

前向き研究 (Prospective study) …………… 17, 24-25, 70, 124
McNemar検定 (McNemar test) ………………… 25, 42
Mahalanobisの汎距離
　(Mahalanobis' generalized distance) ………………… 96
Mantel-Haenszel検定 (Mantel-Haenszel test) … 25, 45, 126
Mann-WhitneyのU検定 (Mann-Whitney U-test) … 25, 49
無作為抽出 (Random sampling) ……………………… 12, 21
名義尺度 (Nominal scale) ………………………… 16
盲検化 (Blinding) ………………………… 129
目的変数 (Criterion variable) ……………………… 17, 24-30

<ヤ行>

有意確率 (Significance probability) ………………… 21, 71
有意水準 (Level of significance) ……………………… 11, 13
尤度比 (Likelihood ratio) ……………………… 38, 116
陽性 (Positive) ………………………… 96
陽性的中率 (PPV；Positive Predictive Value) ………… 101
陽性尤度比 (Positive likelihood ratio) ………………… 96
陽性予測値 (PPV；Positive Predictive Value) ………… 101
用量反応解析 (Dose-response analysis) …………… 24, 80
要約値 (Summary statistics) ……………………… 21-22

<ラ行>

ランダム (無作為割付) (Random allocation)
………………………… 46, 50, 81, 127
ランダム化比較対照試験
　(RCT；Randomized Controlled Trial) ………………… 127
罹患率＝発症率 (Incidence rate) ………………………… 17
Research Question ………………………… 10
リスク (Risk) ……………………… 20, 35, 111
リスク差 (Absolute Risk, Risk difference) ………… 34-35
リスク比 (Risk ratio) ………………………… 35
リスクファクター (危険因子) (Risk factor) …… 17, 24, 124
リッカート尺度 (Likert scale) ……………………… 134-135
臨床研究 (Clinical study) ………………………… 127
倫理委員会 (Ethics committee) ………………………… 127
累積確率 (Cumulative probability) ………………… 114
累積生存曲線 (Cumulative survival curve) ………… 112
累積生存率 (Cumulative survival rate) ……………… 112
連続補正 (Yates' continuity correction) ……… 25, 30, 36
(連続) 修正 (Correction for continuity) …………… 30, 36
Log-Rank検定 (Log-rank test) ………………………… 113
ロジスティック回帰直線 (Logarithmic regression line) …… 83
ロジスティック回帰分析 (Logistic regression analysis)
………………………… 24, 83
ロジット (Logit) ……………………… 35, 83
ロジット分析 (Logit analysis) ……………………… 24, 80
Weibullの (累積確率) 分布 (Weibull distribution) ……… 114

<ワ行>

割付 (Allocation) …………………… 46, 50, 81, 129
ワルドのカイ2乗値 (Wald's Chi-square value)
………………………… 83, 89, 116

◎著者略歴

山田 和正（やまだ かずまさ）
1968年生まれ、愛知県出身。1993年同志社大学大学院工学研究科修士課程工業化学専攻修了、工学修士号取得。1997年広島大学大学院医学系研究科博士課程病理系専攻修了、医学博士号取得。2014年より国立研究開発法人国立長寿医療研究センター 治験・臨床研究推進センター臨床研究支援部 プロジェクトマネージャー。同年、生物統計相談窓口を所内開設。2016年より同センター開発・連携推進部 産学官連携推進室長兼務。2017年より国立大学法人名古屋工業大学 産学官連携センター 特任教授を兼任。

杉本 典夫（すぎもと のりお）
1952年生まれ、愛知県出身。1975年静岡大学理学部化学科卒業。同年株式会社三和化学研究所入社、研究開発部に配属、1994年解析室室長。2006年同社を退職、株式会社セラノスティック研究所取締役就任。2008年同社を退職、データの統計解析とソフトウェア開発を専門とする杉本解析サービスを開業。2014年より国立研究開発法人国立長寿医療研究センター 客員研究員兼務。

室谷 健太（むろたに けんた）
1980年生まれ、島根県出身。2010年久留米大学大学院医学研究科博士課程バイオ統計学専攻修了、医学バイオ統計学博士号取得。公益財団法人先端医療振興財団臨床研究情報センター (TRI) 研究員、名古屋大学医学部附属病院・病院助教を経て、2015年愛知医科大学 講師、2017年より同大学臨床研究支援センター 准教授、同年同センター副部長。国立研究開発法人国立長寿医療研究センター 客員研究員、中部臨床腫瘍研究機構（CCOG）、日本放射線腫瘍学研究機構（JROSG）、統計委員兼務。

ヒト臨床研究のための 統計解析ハンドブック
目で見てわかる統計手法の選び方

山田和正／杉本典夫／室谷健太　著

2017年9月12日　初版1刷発行

発行者　織田島　修
発行所　化学工業日報社
〒103-8485　東京都中央区日本橋浜町3-16-8
電話　　03（3663）7935（編集）
　　　　03（3663）7932（販売）
振替　　00190-2-93916
支社　大阪　**支局**　名古屋、シンガポール、上海、バンコク

（印刷・製本：ミツバ綜合印刷）
本書の一部または全部の複写・複製・転訳載・磁気媒体への入力等を禁じます。
© 2017〈検印省略〉落丁・乱丁はお取り替えいたします。
ISBN978-4-87326-692-3　C3047